U0322521

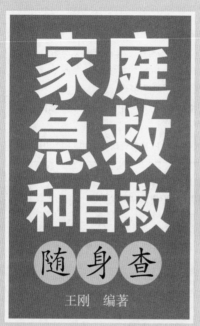

家庭急救和自救随身查

随身查

王刚　编著

天津出版传媒集团

天津科学技术出版社

图书在版编目（CIP）数据

家庭急救和自救随身查 / 王刚编著 . —天津：天津科学技术出版社，2013.12（2024.4 重印）

ISBN 978-7-5308-8584-0

Ⅰ . ①家… Ⅱ . ①王… Ⅲ . ①急救—基本知识 Ⅳ . ① R459.7

中国版本图书馆 CIP 数据核字（2013）第 304229 号

家庭急救和自救随身查

JIATING JIJIU HE ZIJIU SUISHENCHA

策划编辑：杨　譞
责任编辑：孟祥刚
责任印制：刘　彤
出　　版：天津出版传媒集团
　　　　　天津科学技术出版社
地　　址：天津市西康路 35 号
邮　　编：300051
电　　话：（022）23332490
网　　址：www.tjkjcbs.com.cn
发　　行：新华书店经销
印　　刷：鑫海达（天津）印务有限公司

开本 880×1230　1/64　印张 5　字数 128 000
2024 年 4 月第 1 版第 2 次印刷
定价：58.00 元

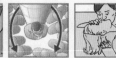

前 言

PREFACE

在日常家庭生活中，意外情况总是不可避免。吃错了药、食物中毒、煤气中毒、小儿气管异物、老人噎食等，家庭是常见的发病环境，而走路扭伤、突发疾病、旅游疾病也频有发生。面对各种突发疾病和意外情况，人们往往束手无策。很多人的第一反应是打急救电话，等待专业人员来救援，可是专业急救人员到达现场再迅速，也是需要时间的。很多危险具有难以预测和不可扭转的本性，种种情况都需要及时实施救治。面对灾难，很多人因为缺乏自救和急救知识而惊慌失措，错过了最佳的抢救时间，导致悲剧的发生。

我们要有足够的能力来保护自己和实施救助，正确的处理和对待将起到非常重要的作用。如果懂得一些急救与自救的基本知识，当身边的人发生意外时，就能加以救治与护理。这样既可减轻患者的病痛，又可减少并发症的发生，更可免遭不测。

想要有效地对伤者实施救治，就需要我们掌握科学的自救与急救知识。本书全面系统地介绍了家庭急救自救知识与技能，包括急救的基础知识和措施，例如对伤口进行简单的压迫止血，使用止血带止血；常见疾病的急救与自救技能，如脑出血、脑外伤、急性心肌梗死、骨折病人等，不要急于搬动，而是根据病人的病情采取急救措施；各种创伤的急救和自救，如外伤、骨关节创伤、化学灼伤等，应该分情况进行处理；各种意外情况的急救自救等。

　　本书既是急救和自救知识的入门必读，又可以作为家庭急救的随身读本，无论有无医学基础，都可以学会基础的急救和自救知识，了解必要的急救技能，随查随用，十分便捷。

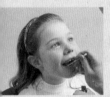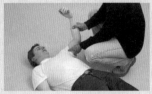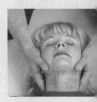

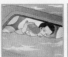

目 录
CONTENTS

第1章 急救知识

第 2 章　疾病急救

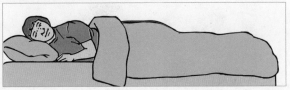

第3章 重伤急救

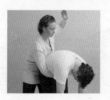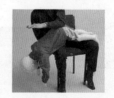

第4章　创伤急救

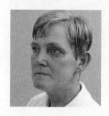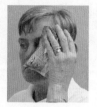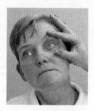

第5章 意外急救

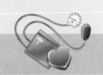

第 1 章 急救知识

现实生活中，意外情况常常让人防不胜防：不小心割伤手指导致出血，扭伤或骨折，烫伤，突然晕厥，车祸、火灾等特殊事故导致重伤……这些情况都需要急救。

要有效地对伤病者实施急救，必须掌握科学的急救知识和方法，这可以通过专门的急救课程的培训来达到，也可以通过阅读书籍来学习。另外，非常重要的一点是急救人员在突发事件面前要沉着、冷静，反应迅速。

第一节 家庭急救准备

☆ 什么是急救

急救就是在救护车、医生或其他专业人员到达之前，给伤者或突发疾病者施行及时帮助和治疗的一种治疗救护措施。

急救的目的

- 确保生命安全。
- 控制伤病情况的变化。
- 促进康复。

急救人员

急救虽然是一项建立在专业的知识、训练和经验基础之上的技能，但按照本书的指导去做，大多数人也能掌握其中的方法。尤其是在一些紧急情况下，没有专业急救人员在场时，利用本书的知识，你可以及时地为伤者送去必要的帮助。

急救人员的责任

- 迅速稳妥地判断整个情况，及时寻求专业帮助。
- 保护伤者和其他在场者，尽可能消除潜在的危险。
- 尽自己所能判断伤者的伤情和病情。

●尽早给伤者进行适当治疗，从最严重的伤者开始。

●安排伤者去医院或回家。

●陪伴伤者直到专业医疗人员的到来。

●向专业医疗人员介绍情况，如果需要应提供进一步帮助。

●尽可能防止与伤者交叉感染。

☆ 急救工具

急救工具可以从药店购买。当然，自己制作也非常简单。急救工具必须放在合适的塑料容器里，例如一个大且质量好的、盖子结实的箱子。这既便于在旅行时携带，也可以把急救工具装在里面，放在家里。

以下列出一些你可能需要常备的急救工具。

⊙ 用来包扎伤口的、密封的、消毒的片状敷料，大小各两个。

⊙ 1包消毒的、密封的大创可贴。

⊙ 1包不同尺寸的、消毒的、密封的创可贴。

⊙ 2包密封的包扎伤口的纱布，每包10块，每块面积10平方厘米。

⊙ 1卷宽2.5厘米的弹性绷带或人造纤维黏性带。

⊙ 1卷用来包扎水疱或大片擦伤的消毒的、涂有石蜡的纱布。

⊙ 3个固定骨折和扭伤伤口的三角绷带。

⊙ 4个大的、未缝合的薄纱绷带。

⊙ 2包清洗伤口用的消毒药棉。

⊙ 2卷清理伤口或制作棉垫用的一般棉织品。

⊙ 1瓶止痛用的对乙酰氨基酚药片。

⊙ 1支温度计。

⊙ 1只清理异物用的平角无锯齿的镊子。

⊙ 1把剪绷带或膏药用的剪刀。

⊙ 各种大小不等的安全别针。

⊙ 1瓶清理伤口用的消毒剂。

⊙ 1支用来涂昆虫叮咬、荨麻疹等伤口的氢化可的松乳膏。

☆ 家庭小药箱

不论是处方药还是非处方药都应该放在家中安全的地方，孩子够不着的、阴凉干燥的壁橱是个理想的地方，同时还应该给药箱上一把孩子不能打开的锁。只有急救用的东西才放在药箱里，药品应该有序地放在药箱里，而不能随便扔在各个角落。如果药品长时间未使用或近期不会使用，要妥善保存。

药箱里的必备物

• 紧急电话：医生的、医院的和当地药店的电话。

• 急救工具。

• 处方药与非处方药。

伤害	治疗药物
被昆虫叮咬	氢化可的松乳膏
冻伤	减充血滴鼻剂，抗组胺剂药片
割伤和擦伤	抗菌膏或抗菌溶液
便秘	腹泻药：渗透性物（如：镁乳），润滑物（如：甘油栓剂）
腹泻	含有高岭土抗腹泻药物（如：洛哌丁胺胶囊）
发热	降体温药物：阿司匹林，对乙酰氨基酚（儿童用对乙酰氨基酚溶剂）
咽喉痛	咽喉止咳糖和抗菌漱口药
太阳晒伤和疹子	消炎乳膏：炉甘石洗剂，氢化可的松乳膏
清洗伤口	抗菌溶液

药物使用指南

非处方药。这种药是直接从药店购买的，使用前要仔细阅读使用说明。

处方药。你可以直接向医生或药剂师咨询这种药的使用方法：

• 它们是否可以和酒精一起使用。
• 它们是否会引起瞌睡。
• 服用此药物后能否继续驾驶或操作机器。
• 它们是否可以和避孕药一起服用。
• 还有哪些药不能与该药品同时服用。

同时，必须确定：

- 什么时候服用，每天服用几次。
- 能否空腹服用，饭后多久服用。

常用药品一览表

止痛剂 止痛药物，如阿司匹林、对乙酰氨基酚和纽诺芬。

*12岁以下的儿童不能服用阿司匹林，除非是在医生建议的情况下。

抗生素 这类药物有杀菌作用。可以内服也可以涂抹在伤口上。

*过量服用抗生素会引起过敏反应或产生抗生素免疫细菌。

抗惊厥药 这种药可以治疗癫痫病。

镇静剂 这种药可以安抚情绪，一般用于情绪低落的病人。

抗糖尿病药 这种药可以刺激人体产生胰岛素或代替人体的胰岛素。

抗腹泻药 这种药可以治疗腹泻。它们可以减慢肠道运动速度或使大便干燥。

抗呕吐药 这种药是用来治疗恶心和呕吐症状的。

抗组胺剂 这种药可以减少伤口肿胀，可以内服，治疗过敏、哮喘、昆虫叮咬、风疹等，也可以用来治疗旅行病。

*抗组胺剂可能导致瞌睡，如果与酒精同时服用会带来更大危险。

镇痉药 这种药可以阻止肌肉痉挛，放松肠道和肺部的肌肉，用来治疗各种痉挛。

巴比妥酸盐 这种药有止痛和镇静的作用，它可以使大脑活动减慢。

*经常使用巴比妥酸盐会对其产生依赖，所以要避免滥用。

苯二氮 参见下面的安定药。

皮质类固醇 这种药是用来减少体内或体外发炎症状的，通常包含在滴鼻剂、滴鼻喷雾（治疗哮喘）、氢化可的松乳膏、注射和口服液里。

*大量服用皮质类固醇会导致骨头缺钙，体重增加，皮肤出现斑点等症状。

利尿剂 这种药有助于排尿。

心脏血压药 洋地黄是用来治疗心脏衰竭、心律不齐和心跳加速等病的。治疗血压的药包括利尿剂。

轻泻药 这种药是有助于大便通畅的。它有 3 种作用方式：增加大便的体积；使大便软化和润滑；刺激肠道功能。

安定药 这种药是用来治疗有焦虑和沮丧症状的患者的。包括苯二氮类药（如安定）。

*如果服用安定药超过 1 个月，身体就会对其产生依赖。

*服用此药时不能饮酒。

第二节 现场急救知识

☆ 生命迹象

生命迹象是指伤者还有呼吸和脉搏。在紧急情况中，首先要检查的就是伤者是否有生命迹象，这包括：伤者呼吸道是否顺畅，是否能够正常呼吸；伤者血液循环是否正常。

呼吸顺畅 >>

提供氧气的重要性

对于急救人员来说，最紧急和最重要的事情就是确保伤者呼吸顺畅或通过人工呼吸为伤者提供足够的氧气。在紧急情况中，没有比这更重要的了，因为人的大脑需要足够的氧气。在常温下，如果一个人无法吸入足够的氧气，那么在几分钟内就可能造成严重的大脑损伤甚至死亡。出现这种情况往往是因为伤者呼吸停止或呼吸通道阻塞造成的。因此，急救人员的首要任务就是要检查伤者是否还有呼吸。

检查伤者呼吸状况

可以使用多种方法来进行检测：1.观察伤者胸部、腹部，确定它们是静止的还是在做有规律的起伏运动。2.靠近伤者的嘴和鼻子，仔细听伤者是否有呼吸的声音。3.用脸去感觉伤者是否有呼吸。

如果伤者呼吸正常，那么你就可以放心地去检查伤者的伤口了。如果伤者已经失去意识，并且在伤势不严重的情况下，可以让伤者处于最有利于恢复呼吸的状态，以确保伤者能够继续正常呼吸。

如果伤者已经没有呼吸

这就意味着伤者吸入氧气的活动已经停止，你必须为他提供氧气。如果伤者胸部和腹部仍在运动，而口鼻已经没有空气进出，那么可能是呼吸道梗阻，你必须为他清理呼吸道；紧接着要立即为伤者提供氧气；同时请求支援，确保已经叫了救护车。

打开呼吸道

①可能由于伤者头部所处的位置不当而导致呼吸道梗阻（图 a）。②调整伤者的头部姿势，可以用一只手压住伤者的前额，另一只手的两个指尖抬起伤者的下巴（图 b），这样一来就能够防止舌头梗阻呼吸道了。

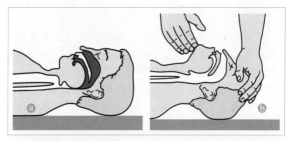

　　如果伤者仍然没有呼吸，肯定是呼吸道内部阻塞。

清除呼吸道异物

　　①将伤者的头转向一边，使其下巴向前，头顶向后仰（图a）。②清理呼吸道：将两个手指弯曲成钩状清除口腔内舌头以上部位，将所有异物清除出来（图b）。③再检查伤者呼吸。④检查脉搏。

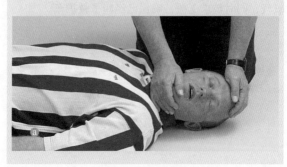

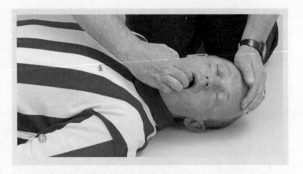

　　如果伤者仍然没有呼吸和脉搏，立即开始人工呼吸并按压伤者的胸部。

循环系统 >>

　　伤者的脉搏可以反映其循环系统的状况。脉搏是由心室收缩时血液泵入主动脉而产生的。脉搏的频率和稳定性不一，变化范围很大，时而缓慢、强劲有力，时而快速、微弱。快速、微弱的脉搏是休克的症状，但是这种症状很难被急救人员感觉到，尤其是在紧急情况下，急救人员自己的心跳都会加快，因此他的脉搏强度可能比伤者的脉搏强度大很多。

　　所以，要在正常部位检查伤者的脉搏，通常选择在手腕偏向大拇指的一侧，在距离手腕与手掌的边缘 1.5 厘米处（图 a）。不过以上方法得出的结果不一定完全准确，所以你应该感觉一下伤者的颈动脉以检查脉搏。颈动脉是流经喉部两侧的大动脉（图 b）。

检查脉搏

①如果有必要的话，做个深呼吸使自己镇静下来。②用两个手指的指肚放在伤者的喉上，不要施压。③手指肚沿着伤者喉头的一侧向后慢慢地滑动，感觉脉搏的跳动（图c）。④如果没有立刻感觉到脉搏，将手指在伤者喉头周围移动，直到感觉到脉搏为止。

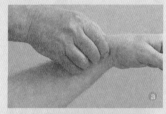

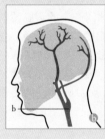

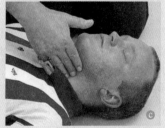

☆ 处理原则

急救职责 >>

急救人员的职责包括以下几个方面（按先后顺序排列）。

- 避免让自己受到伤害。
- 确保伤者脱离险境，有必要的话可以移动伤者。
- 检查伤者的状况，对其伤势做出诊断。
- 有必要的话立即采取急救措施。

＊只做力所能及的事。切记，随救护车前来的医务人员比外行的急救人员更专业。

＊不要试图对伤者的状况进行过于详细的诊断。这样的诊断在伤者被送到医院后会由专业的医生来做。

＊在处理轻微伤害时，不要对伤者使用绷带或其他不必要的东西，只对伤者实施基本的急救措施即可。

急救措施 >>

急救人员必须尽快检查伤者的伤势：确认是否已经濒临死亡或者处于更糟的状况。

检查伤者的状况

①检查伤者的呼吸道是否通畅（图 a）。②检查

伤者是否有呼吸（图b）。③检查伤者是否有脉搏（图c），确定伤者心跳是否停止。④检查伤者是否有严重出血情况。⑤检查伤者是否出现休克现象。

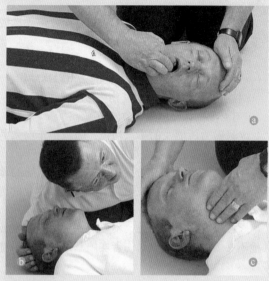

实施急救行动

①如果伤者呼吸道梗阻，立即清理呼吸道。②通过为伤者做人工呼吸为伤者输入氧气。③如果伤者心脏停止跳动，要立即进行胸部按压。④如果伤者大量出血，要立即止血。⑤如果伤者出现休克现象，要立即采取措施以防止出现更严重的休克现象。⑥在

你确定伤者暂时没有生命危险或其他严重情况后，立即请求别人（如果当时有其他人在场的话）叫救护车。如果当时只有你一个人在现场，你应该先留下来检查伤者的状况，然后再等有人经过时求助或者自己拨打电话求助。⑦安抚伤者。尽力安抚尚有意识的伤者，使他保持清醒，告诉他救援很快就到，他会很快好起来，等等，让伤者充满希望。

如果很难再有其他人经过现场，你必须先使伤者脱离危险，然后再去寻求支援和饮水。

＊严重烧伤的伤者可以喝一点水，否则不要让伤者进食和饮水。

＊除非是特殊需要，否则不要轻易移动伤者。

＊不要因为伤者伤势非常严重而恐慌地尖叫，做出一些不当行为。

＊避免引起尚有意识的伤者休克。

特殊事故 >>

烧伤与烫伤

尽快脱去伤者身上燃着的衣物并用水冷敷烧伤部位，减轻烧伤和烫伤程度。滚烫的湿衣物仍然会烫伤伤者，所以必须在脱去之前用水将衣物冷却。

＊如果燃着的衣物粘在了伤者的皮肤上，不要强行脱去伤者衣物。

伤口感染

必须包扎好伤者暴露在外的伤口，以免引起感染。

昏迷的伤者

必须清理昏迷伤者的呼吸道。

骨折

为了避免引起伤者进一步骨折或拉伤肌肉组织，可以固定伤者受伤的腿，减少受伤部位的活动。

＊如果已经叫了救护车，就不要使用临时夹板来捆绑伤者的腿，因为救护人员会带来更专业的医疗设备。

体温

为伤者裹上毛毯，保持体温。

＊不要用热水袋或过多的衣物包裹伤者，这容易导致伤者因体温过高而引起血管扩张、皮肤发红，甚至突然休克。

处理须知 >>

急救人员或其帮手在拨打 120 或请求其他援助时必须向对方提供以下基本信息：

- 拨叫方的电话号码，以便需要时再次联系。
- 事故发生的具体地点，越具体越好，例如在哪条路上或事故现场旁边有什么显著标记等。
- 事故的性质、严重程度和紧急程度等。

- 伤者的伤势情况。
- 伤者的年龄、性别等基本情况。
- 造成事故的危险品的名称，如煤气、电、化学物质等。

☆ 搬动伤者

急救人员在实施急救时首先应该做的就是保护好伤者的身体，让伤者的身体处于舒适位置。如果处理马虎，可能会导致伤者伤势恶化甚至有生命危险。

何时搬动 >>

一般说来，只有在确实无法获得医务救援或伤者当时有生命危险时才能搬动伤者。如以下几种情况。

- 在车流量大的马路上，为避免造成交通阻塞。
- 在危险的建筑物里，如房屋着火或倒塌等。
- 在充满煤气或其他毒气的房间里，如充满一氧化碳的车库。

搬动伤者之前的准备工作

- 如果不得不搬动伤者，急救人员必须首先判断一下伤者伤势的性质和严重程度，尤其是脖子和脊柱部位的伤。如果伤者的头部、脖子、胸部、腹部和四肢等部位受伤，必须用物体支撑住受伤部位再进行移动。

• 如果无法确定（仍然有意识并能自主呼吸的）伤者的伤势严重程度，就按伤者被发现时的姿势来移动伤者。

＊不要移动因挤压而受伤的伤者，否则会给伤者带来更大的伤害。

＊在只有一个急救人员在场的情况下，尽量寻找外援，不要擅自移动伤者。

基本原则 >>

在伤者需要搬动的情况下，急救人员必须严格按照下面的步骤来搬动伤者。

基本规则

急救人员必须：

• 靠近伤者。
• 两脚分开，保持平稳站立。
• 双膝弯曲，半蹲，不要弯腰（图 a）。
• 背部挺直（图 b）。
• 双手紧紧抓住伤者身体。
• 双腿（而不是背）用力，将伤者背起，同时用肩膀支撑住伤者的身体。

如果伤者身体向下滑，就让其轻轻滑落在地上，以免对伤者造成进一步伤害。

＊不要阻止伤者下滑，否则可能会弄伤你的背。

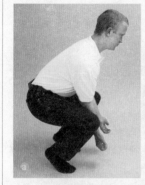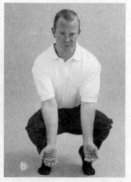

　　*不要试图单独搬动体重过重的伤者，如果能获得帮助的话，最好几个人一起搬动伤者，可以避免对伤者造成额外的伤害。

注意事项

　　搬动伤者的方式很多。无论何时，使用这些方法时都必须注意以下要点：

- 寻找帮手。
- 确定伤者的身高和体重。
- 确定伤者需要被搬动的距离。
- 搬动伤者时要经过的地方的地形。
- 伤者伤势的类别及严重程度。

一个急救人员 >>

拖动伤者

在伤者无法自己行走，也没有足够的人手抬伤者，又必须马上转移伤者的情况下可以采用以下措施。

拖动伤者

①将伤者的手臂在其胸前交叉（图a）。②解开伤者身上的外套，卷到伤者头部下方（图b）。③蹲在伤者身后，抓住他肩膀上的衣服，慢慢地拖动伤者（图c）。

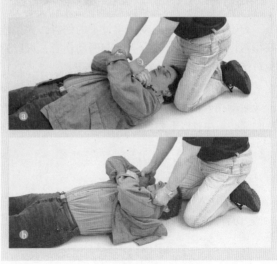

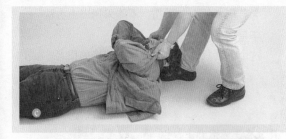

如果伤者没有穿外套，你可以两手顶住伤者的腋窝拖动他。

搀扶伤者

当伤者在旁人搀扶下可以自己行走时，采用以下方法。

搀扶伤者

①站在伤者受伤的一侧。②将伤者的一只手臂绕在你的脖子上，并抓住这只手。③用你的另外一只手绕过伤者的腰，抓住伤者的衣服，搀扶伤者前进。

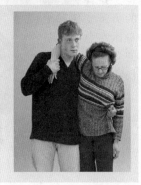

*若伤者的上肢受伤，不能采用以上方法。

手呈摇篮状抱起伤者

这个方法只针对儿童或体重较轻的伤者。

抱起伤者

　　将一只手臂放在伤者腘窝处，另外一只手臂放在伤者后背上，抱起伤者。

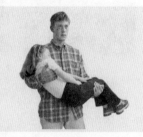

背起伤者

　　如果伤者仍有意识，体重较轻，并且有足够的力量支撑起上身趴在急救人员的背上，可以将伤者背到目的地。

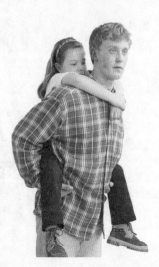

像消防人员扛升降机一样扛起伤者

如果急救人员无法采用以上方式，而又必须立刻转移伤者时，可以采用这个方法。这时不要求伤者有意识，但伤者必须是儿童或体重很轻者。

扛起伤者

①帮助伤者站立起来。②用右手握住伤者腰的左侧（图 a）。③膝盖弯曲，身体向前倾，小心地将右肩放在伤者的腹股沟下，将伤者的身体扛起来，并使之自然地从你的肩和背俯下去。用右臂从伤者腘窝处绕过去并握住（图 b）。④站起身，调整伤者的姿态，让其平稳地趴在你的肩膀上（图 c）。

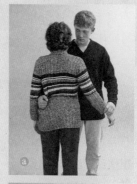

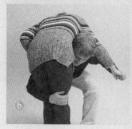

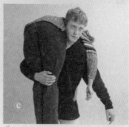

如果伤者无法站立，不得已时可以翻转他的身体，让他面部向下，并使他双膝跪地支撑住身体呈直立姿态。然后急救人员从正面靠近伤者，用两只手臂穿过伤者腋窝使他站立起来。

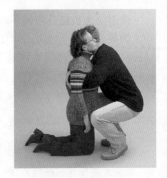

两个急救人员 >>

如果现场有两个急救人员，可以用手为伤者搭一个座椅来搬运。

四手"扶椅"

在伤者能够用手臂配合急救人员的情况下可以采用这种方法。

四手"扶椅"法搬动伤者

①两个急救人员分别用右手抓住自己的左手腕，左手抓住对方的右手腕（图a）。②二人同时蹲下。③伤者坐在急救人员的手臂上，并用两只手臂搂住两位急救人员的脖子（图b）。④两个急救人员同时站起身。⑤同时迈出位于外侧的一只脚，然后步调一致向前进。

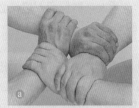
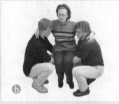

两手"扶椅"

在伤者手臂受伤、无法配合急救人员行动的情况下，通常可以采用这种方法。

两手"扶椅"法搬动伤者

①两个急救人员面对面蹲在伤者的两侧。②二人各伸出一只手臂，交叉放在伤者的背后，同时抓紧伤者的衣服（图a）。③二人各自将另外一只手臂放在伤者大腿下，同时握紧对方手腕，轻轻抬起伤者（图b）。④两位急救人员同时站起，并同时迈出外侧的一只脚，然后步调一致向前进。

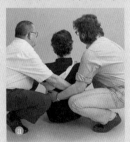
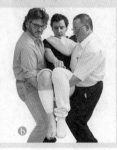

如果伤者没有穿可供急救人员抓握的衣服，必要时，可以互相抓住对方的手腕。

利用椅子搬运

如果需要将伤者搬动很长距离，或需要上下楼梯，那么使用椅子来搬动伤者是最合适的了。但是，该方法只适合有意识且伤势轻微的伤者。

用椅子搬动伤者

①确保椅子可以承受伤者的体重。②确保搬动途中没有任何障碍物。③用桌布或者大绷带将伤者的躯干和大腿固定在椅子上（图 a）。④两位急救人员分别站在椅子的前后位置。将椅子向后倾斜（离开地平面约 30° 角），然后抬起（图 b）。⑤一个急救人员支撑住椅背及伤者；另外一个面对伤者，抓住椅子前腿，顺着走廊或楼梯小心地往后移动。

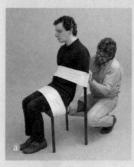
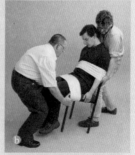

如果楼梯或者走廊足够宽敞，急救人员可以站在椅子两侧，两人各自抓住椅子的一条前腿和一条后腿，向前移动。

*将椅子倾斜前要告诉伤者，避免伤者进一步受伤或受惊吓。

担架

如果要将伤者移动很远的距离，可以使用担架。如果现场没有担架，可以利用外套等物品制作一个简易担架。在使用担架时，最基本的原则是：使伤者的头、脖子和身体的位置在同一条直线上，并确保伤者的呼吸道畅通。

如果有毛毯，可以将毛毯铺在担架上。当伤者躺上去之后，再用毛毯把他包裹起来。

如果当时没有外套等，可以用以下物品代替：

• 结实的麻布袋：在布袋的底部戳几个洞，用棍子穿过去。

• 宽绷带：可以将宽绷带的两头系在两根棍子上，每隔一定距离系一条，把两根棍子连接起来。

• 结实的毛毯、防水油布或者布袋：把它们铺展开来，将棍子放在两边恰当的位置，接着用毛毯等物从两边将棍子裹起来固定住，抬起来后要使毛毯能承受伤者的体重。

如果伤者已经昏迷，让伤者趴在展开的担架上，并使其处于最有利于恢复呼吸的状态。

制作简易担架

只有在万不得已时才使用简易担架。

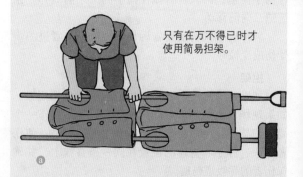

①找 2～3 件外套。②将衣服的袖子往里塞进去，将两根棍子分别从两侧袖筒里穿过去（图 a）。③把外套的扣子扣上或拉链拉上，简易担架的制作就基本完成了（图 b）。④试用担架。可以先让一个没有受伤的人躺到担架上试一下，确保它能够安全地承受一定的重量。

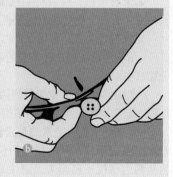

把伤者移上担架

①一个人小心地翻转伤者的身体使未受伤的一侧贴地。②另外一个人将担架放在伤者的身下。③伤者躺上去后再小心地翻转担架使其平放在地板上。

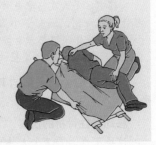

两个以上的急救人员 >>

翻转脊柱受伤的伤者

当伤者发生呕吐现象时，务必使其身体侧躺，以免他在平躺时呕吐物被吞入而引起不适，造成伤势恶化。

这项工作需要 6 个急救人员共同完成。

翻转脊柱受伤者

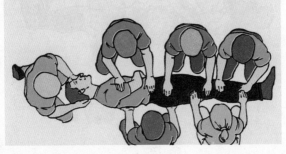

其中3个人在伤者身体一侧，另外2个人在伤者身体另一侧，还有1个人在伤者的头部位置，6个人共同合作，把伤者身体翻转到侧躺状态。翻转伤者时要非常小心，不要扭动或弯曲他受伤的脊柱。

*确保伤者的头部与其身体正面处于同一水平面。

移动脊柱骨折的伤者
这项工作需要7个人共同完成。

移动脊柱受伤者

①紧紧固定住伤者的头、肩膀和骨盆，在脚踝、膝盖和大腿之间放上软垫等物（图a）。②把伤者的双腿绑在一起。用8字形绷带将伤者的双腿绑在一

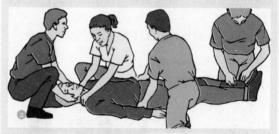

起（图b）。③在伤者身体两侧分别站3个人。④剩下的一个人蹲在伤者的头部位置，查看伤者身体

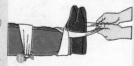

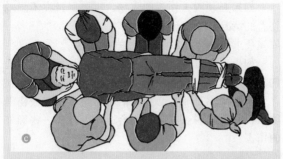

的中轴线，使伤者头部正面与脖子正面处于同一水平线上，将两只手分别放在伤者头部的两侧便可检测二者是否处于同一水平线。处于伤者头部位置的急救人员指挥其他急救人员的行动。⑤轻轻挪动伤者身体，急救人员把手臂放在伤者身体下方，将伤者抬起（图c）。

　　＊一定要确保伤者头部正面与身体正面处于同一水平线。

☆ 脱去伤者身上的衣物

脱去外套 >>

　　有时为了便于检查伤者的伤势或治疗伤者，必须脱去伤者的衣物。当然，有时候也并不需要脱去伤者的衣服就能够检查到伤势，如骨折，还有一些伤口可以直接从破裂的衣服外看到。

如果必须脱去伤者的衣物，也要尽量在不影响伤者的情况下脱去他的少量衣物。对于清醒的伤者，要先征求他的意见才可以脱去他的衣物。

如果伤者是位女性，有时必须将其身上过紧的内衣解开。

＊如果不是非常必要的话，尽量不要脱去伤者的衣物，因为脱衣物时可能会给伤者带来一些额外的伤害。

脱去（手臂受伤的）伤者的外套、衬衫和内衣

①抬起伤者的上半身，将外套从他的肩膀往下拉（图a）。②弯曲伤者未受伤的手臂，并将它从衣袖中抽出。③轻轻地将另一只衣袖从受伤的手臂上脱下（图b）。

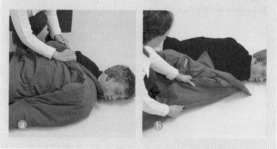

如果这样脱起来有困难，可以沿着伤者受伤的手臂将上衣的缝合处撕开，这样可能更安全。

脱去（腿受伤的）伤者的裤子

①如果伤者的小腿或膝盖受伤了，可以将裤管卷起来（图a）。②如果伤者大腿受伤了，从伤者腰部将裤子褪下（图b）。

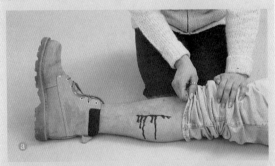

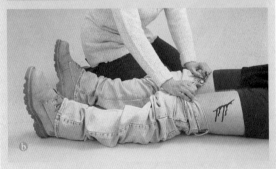

如果这样脱起来有困难，急救人员可以从裤管的缝合处将裤管撕开。

脱去（脚受伤的）伤者的鞋子

①固定住伤者的脚踝（图a）。②剪掉或解开鞋子上所有的带子（图b）。③脱去鞋子（图c）。

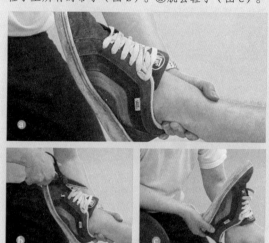

　*如果伤者穿的是长靴，很难脱下，急救人员可以用锋利的刀片从靴子后面的缝合处小心地将其割开。

脱去袜子 >>

如果急救人员按照正常方式去脱伤者的袜子很困难的话，可以采用如下方法。

脱去伤者的袜子

①将两个手指放在伤者的腿和袜子之间。
②将袜子的边提起，从急救人员的两个手指之间剪开袜子。

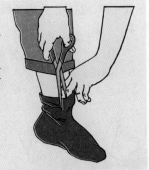

脱去安全帽 >>

下面介绍脱去伤者头上两种不同的安全帽——透气型安全帽和盔式带玻璃罩安全帽——的方法。一般情况下，强烈建议急救人员不要脱去伤者头上的安全帽，因为在如颈骨骨折之类的事故中，这样做可能会导致伤者瘫痪甚至死亡。大部分情况下，安全帽可以保护头部避免受到严重伤害。如果不得不脱去伤者的安全帽时，必须注意以下事项。

• 在脱去伤者头上的安全帽之前，先摘下伤者的眼镜。

• 如果伤者能够自己脱去头上的安全帽，那是最好不过了。

脱去伤者头上的透气型安全帽

透气型安全帽就是只盖住头部，脸部露在外面的安全帽。这项工作需要两个急救人员共同完成。

脱去伤者的透气型安全帽

①一个人解开或割断系在伤者下巴的安全帽带子（图 a）。②另外一个人用手托住伤者的头和脖子。③用两只手分别托住安全帽的两侧。④把安全帽向上和向后拉，便可以脱去（图 b）。

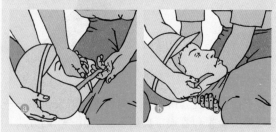

脱去伤者头上的盔式带玻璃罩安全帽

这项工作也需要两个急救人员共同完成：一个人用手托住伤者的头和脖子，另一个人脱去伤者的安全帽。

除非是在伤者有生命危险的情况下，否则千万不要试图脱去伤者头上已经破碎的盔式带玻璃罩安全帽。例如遇到以下几种情况就不得不脱去伤者的安全帽。

- 安全帽阻碍了伤者呼吸。
- 伤者已经没有呼吸和脉搏。
- 伤者发生呕吐现象。

脱去伤者的盔式带玻璃罩安全帽

①其中一个人将两只手分别放在安全帽的两侧，用手托住伤者下颌，使其头部保持平稳。②另外一个人解开或剪掉系在伤者下巴上的安全帽带子（图a）。③使伤者的头骨和下颌骨保持不动（图b）。④将安全帽往后倾斜，露出伤者的下巴和鼻子（图c）。⑤再将安全帽向前倾，轻轻往上脱离伤者头部（图d）。⑥脱下安全帽（图e）。

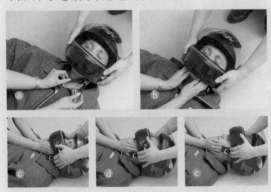

☆ 常见伤病者的表象

伤病者的面容、意识、瞳孔、皮肤、体位等表象，是判断伤势轻重的重要标志。病生于内而表于外的重要体征，也是望诊的重点。熟练认识它们，对诊断、抢救有很大裨益。

【面容】>>

面容表情常反映伤病的轻重程度。正常人表情自如，患病受伤害时即失去常态。

1. 愁眉苦脸

皱眉，咬牙，呻吟不安。常见于各种病伤引起的剧烈疼痛、呼吸困难、急性腹痛、严重外伤和骨折等。

2. 苦笑面容

牙关紧闭，苦笑面容，角弓反张，四肢抽搐，面肌痉挛，多见于破伤风、癫痫。

3. 贫血面容

面容枯槁、苍白，唇舌色淡，少气无力，消瘦等。

4. 垂危病容

面色苍白或铅灰，表情淡漠，目光无神，四肢厥冷，额部出汗，多见于外伤、大出血、休克、脱水、急性腹膜炎等。

5. 慢性病容

面容憔悴，面色灰暗或苍白。枯瘦无力，多见于慢性消耗性疾病，如恶性肿瘤、严重结核病等。

当上述病容出现时，往往提示疾病的急性发作或慢性转重。因此，应当密切观察病情，做好急救或送医院的准备。

【意识】 >>

正常人意识清醒，思维敏捷，语言清晰。意识的异常变化反映大脑功能活动的失常，即对环境的知觉状态变化。凡能影响大脑活动的疾病都会引起不同程度的意识改变。

1. 意识模糊

是轻度意识障碍，表现为注意力涣散，记忆力减退，对人或物判断失常。

2. 谵妄状态

意识模糊伴有知觉障碍，注意力丧失，精神性兴奋为突出表现，多见于感染、中毒性昏迷。

3. 嗜睡

为一种持续的、延长的病理性睡眠状态，有一定言语或运动反应，可被他人唤醒，但很快入睡。

4. 昏迷

表明病情严重，各种反射活动都减弱或消失。

各种严重创伤、烧伤，重度休克，高热，中毒性菌痢，流行性乙型脑炎等都会有意识障碍的表现。这种表现，对判断病情非常重要，对病人应加强监测和特殊护理。

【瞳孔】 >>

瞳孔直径在 2.5 ~ 3.5 毫米为正常范围。它是虹膜中央的孔洞，副交感神经兴奋瞳孔缩小，交感神经兴奋瞳孔扩大。正常人的两个瞳孔一样大小，等圆，对光反射正常。瞳孔的正常与否，对某些疾病的判断很有意义。

1. 瞳孔扩大

见于青光眼后期，眼内肿瘤，眼部外伤，颈交感神经受刺激，视神经萎缩，阿托品、可卡因等药物的作用。

2. 瞳孔缩小

一般见于虹膜炎症，中毒（有机磷类农药中毒、毒蕈中毒），药物反应（毛果芸香碱、吗啡、氯丙嗪）等。

3. 瞳孔形状不规则

一般见于虹膜粘连。

4. 瞳孔不等大

一般见于颅内病变，如脑外伤、脑肿瘤、中枢神经梅毒、脑疝，还有中枢神经和虹膜的神经支配障碍，中脑功能病变。

5. 瞳孔对光反射迟钝或消失、扩大

一般见于濒死状态或重度昏迷病人。

【皮肤】>>

皮肤颜色的改变和皮疹的有无，往往是判断伤病和决定治疗的先决条件。

1. 皮肤苍白

见于贫血、休克、虚脱、寒冷、惊恐等。

2. 全身青紫

见于低氧、心力衰竭、呼吸道阻塞、肺炎、中毒，以鼻尖、颊部、耳郭、肢端最为明显。

3. 皮肤发黄

多见于黄疸，可为柠檬色、橘黄色、黄绿色、暗黄色。

4. 出血、瘀斑

见于皮肤黏膜出血，出血点直径小于2毫米者为出血点，直径大于3～5毫米者为紫癜，直径在5毫米以上者为瘀斑，多见于过敏性紫斑、血小板性紫癜、血行感染、中毒、某些外伤等。

5. 皮肤水肿

从下肢开始肿，见于心脏病；从眼睑面部开始肿，见于肾脏病；凹陷性水肿见于营养缺乏；非凹陷性水肿见于甲状腺机能低下。

6. 皮疹

多为全身性疾病表现之一，常见于传染病、皮肤病、药物及其他一些过敏反应。

7. 斑疹

局部发红，皮肤不隆起，见于斑疹伤寒、丹毒等。

8. 玫瑰疹

鲜红或暗红色圆形斑疹，是伤寒病的特征性表现之一。

9. 斑丘疹

见于风疹、猩红热等，在丘疹周围有皮肤发红的底盘。

10. 荨麻疹

俗称"风疹块"，略高出皮肤，伴有瘙痒，多见于异性蛋白食物或药物过敏。

【体位】>>

人的体位分自动体位、被动体位、强迫体位和应有体位四种。病伤员因病伤部位不同，常自己采用一种舒适体位。有经验者常以体位的姿势来判断疾病，从而采用正确救治方法。有时伤病员自己采用的所谓被迫体位（舒适体位），但易促使病情加重或恶化，甚至造成不幸死亡，遇此情况时，急救者应毫不迟疑地加以纠正。如被毒蛇咬伤下肢时，要使患肢放低，绝不能抬高，以减低毒汁的扩延；上肢出血要抬高患肢，防止增加出血量等。现将常见不同的伤病者的体位简述如下，供急救者参考。

1. 自动体位

正常人身体活动自如，不受限制。

2. 被动体位

伤病者不能调整或自己不能变更肢体的位置称被动体位。常见于头部有严重损伤、意识丧失的伤病者。

3. 强迫体位

强迫体位是病伤者为了减轻痛苦而采取的一种体位。常见强迫体位有以下几种：

破伤风——角弓反张体位。即头向后仰，胸腹前凸，背过伸，躯干呈弓形。

惊厥者——头偏向一侧（应取下义齿）。

背痛者——仰卧位。

腹痛者——上身前屈抱腹弯腰，屈膝位，甚者翻身打滚。

腰痛者——走路拘谨，前屈身而行。

胆道蛔虫者——病者辗转反侧，坐卧不安。也见于胆石症、肾结石、肠绞痛症。

心肺功能不全者——强迫坐位呼吸，患者取坐位或半坐位，两手置于膝盖上。这种体位能使膈肌卜降，肺换气量增加，下肢回心血量减少，减轻心脏负担。

胸腔大量积液者——有胸膜炎和胸腔大量积液者，常取患侧卧位，以减轻疼痛，并有利于健侧肺的代偿。

急性腹膜炎——病人常取仰卧位，双下肢屈膝，借以缓解腹部肌肉紧张，减轻痛苦。

4. 病伤时应有体位

面青紫者——说明有瘀血，头应放低，足抬高。

面红者——头抬高，足放低。

恶心呕吐者——头偏向一侧，防呕吐物进入气管。

咯血——向患侧卧位，防血流入健侧支气管和肺内。

腹痛者——屈双膝于腹前，放松腹肌。

腹外伤者——仰卧，屈双膝。

手足出血者——抬高手足。

呼吸困难者——半坐位，也可用于心脏病引起的咯血者。

呼吸骤停者——平卧位，下颌上仰，以保持呼吸道通畅。也可用于心脏按压。

脑震荡者——头较低的仰卧位。

下肢骨折者——仰卧位，下肢伸直。

脚扭伤者——肿、紫时应抬高患肢。

心脏病者——常取俯卧位，以减轻胸前憋闷。

脑出血者——上体稍高，取仰卧位。

异物进眼后——要睁开眼。

电光性眼炎——要闭眼。

昏厥者——病人平卧，头低足高位。也可用于昏睡、晕倒而面色苍白者。

痉挛者——头放平，保持舒适体位。

眩晕者——头不要乱转动。

☆ 测量体温

基础体温是指机体静息状态维持最低正常代谢水平时的体温，通常是在睡眠 6 ~ 8 小时醒来后未进行任何活动时测得的体温。测量方法简单，但要求很严格。

测量体温的高低，必须使用体温计，一般来说，体温计有口表、腋温表和肛表三种。口表用于口腔测温，这种方法较为准确、迅速、方便。腋温表用于腋下测温，这是临床最常见的一种测量体温的方法，这种方法比较安全、方便，特别适合儿童、老人以及病情较重的患者。肛表用于测量肛门体温。

【测量体温的方法】>>

1. 口腔内测量法

测温前，应先将体温表用 75% 酒精消毒，再将表内的水银柱甩至 35℃以下，然后将口表水银端斜置于患者舌下，叮嘱患者闭口（勿用牙咬），用鼻呼吸，3 分钟后取出，擦净后观察水平线位置的水银柱所在刻度。一般成人正常口腔体温在 36.2 ~ 37.2℃，小儿可高 0.5℃。

2. 腋下测量法

先将体温计水银甩至 35℃
以下，解开衣扣，揩干腋下，
然后将水银端放于腘窝中央略
前的部位，夹紧体温计，另一
只手也可握住测量侧的手肘部
以帮助固定。腋下测温需 10
分钟，取出看清楚度数并做好
记录。正常人腋下体温为 36 ~ 37℃。

3. 肛门内测量法

肛门内测量时，首先选用肛门表，用液状石
蜡或油脂滑润体温表含水银一端，慢慢插入肛门
3 ~ 4.5 厘米，家长用手捏住体温表的上端，防止滑
脱或折断，3 ~ 5 分钟后取出，用纱布或软手纸将
表擦净，并阅读度数。肛门体温的正常范围一般为
36.8 ~ 37.8℃。

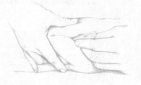

【注意事项】>>

在测量体温前应避免活动、饮食；检查体温计

完好性及水银柱是否在 35℃以下。

测量体温时，应事先查看体温表有无破损。擦净测量部位的汗液，用力夹紧体温计；保证测量时间；获取体温计读数时，不能用手捏、拿水银端。

3 岁以内或智力较差的小儿均需专人在一旁看护，并协助用手扶托住体温表。

体温计用完之后，最好用 75% 的酒精消毒。传染病病人用过的体温计更应该消毒。

正常人的体温在 24 小时内略有波动，一般情况下不超过 1℃。

体温在正常生理情况下，早晨略低，下午或运动和进食后稍高。老年人体温略低，妇女在经期前或妊娠时略高。

☆ 测量脉搏

随着心脏的舒缩，在表浅动脉处所摸到的搏动称为脉搏。在正常情况下，脉率和心率是　致的。

脉搏的频率受年龄和性别的影响，一般女性比男性快，儿童比成人快。婴儿每分钟 120 ～ 140 次，幼儿每分钟 90 ～ 100 次，学龄期儿童每分钟 80 ～ 90 次；成年人每分钟 70 ～ 80 次。运动和情绪激动时可使脉搏增快，而休息、睡眠时则脉搏减慢。临床上有许多疾病，特别是心脏病可使脉搏发生变化。因此，测量脉搏对病人来讲是一个既简单而又不可缺少的检查措施。中医更将测脉作为诊断疾病的主要方法。测量脉搏常选用浅表的大动脉，最方便和常用的是最靠拇指侧手腕上的桡动脉，其次是靠近外耳道处的颞动脉和颈部两侧的颈动脉。

【测量脉搏的方法】>>

1. 直接测法

最常选用桡动脉搏动处。桡动脉搏动在手的腕关节上方，靠拇指一侧搏动最明显。先让病人安静休息 5～10 分钟，手平放在适当位置，坐卧均可。检查者将右手食指、中指、无名指并齐按在病人手腕段的桡动脉处，压力大小以能感到清楚的动脉搏动为宜，数半分钟的脉搏数，再乘以 2 即得 1 分钟脉搏次数。在紧急情况下，桡动脉不便测脉搏时也可采用以下动脉：

颈动脉——位于气管与胸锁乳突肌之间；

肱动脉——位于臂内侧肱二头肌内侧沟处；

股动脉——大腿上端，腹股沟中点稍下方的一个强大的搏动点。

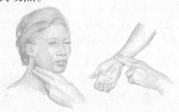

2. 间接测法

用脉搏描记仪和血压脉搏监护仪等测量。具体使用方法看仪器说明书。

【常见的异常脉搏】>>

1. 脉搏增快（≥ 100 次 / 分钟）

生理情况有情绪激动、紧张、剧烈体力活动（如跑步、爬山、爬楼梯、扛重物等）、气候炎热、饭后、酒后等。病理情况有发热、贫血、心力衰竭、心律失常、休克、甲状腺功能亢进等。

2. 脉搏减慢（≤ 60 次 / 分钟）

颅内压增高、阻塞性黄疸、甲状腺机能减退等。

3. 脉搏消失（即不能触到脉搏）

多见于重度休克、多发性大动脉炎、闭塞性脉管炎、重度昏迷病人等。

【注意事项】>>

（1）测脉搏前应使小儿安静，体位舒适，最好趁小儿熟睡时检查。

（2）检查脉搏时，注意数每分钟脉搏跳动多少次，脉搏跳动是否整齐规律和强弱是否均匀。

（3）由于小儿脉搏数与外界影响因素关系密切，故一般不作为例行常规检查。

（4）测量脉搏应在病人安静时进行，测量者不可用自己的拇指诊脉。因拇指小动脉搏动易和病人的脉搏跳动相混，不易正确测量。

（5）为偏瘫病人测脉，应选择健侧肢体。

☆ 测量呼吸次数

呼吸是人体内、外环境之间进行气体交换的必要过程，人体通过呼吸吸进氧气，呼出二氧化碳，从而维持正常的生理功能和生命活动。

正确测量病人的呼吸次数，是了解其身体状况的常用指标，在家庭急救中非常重要。

正常人的呼吸不仅有规律而且均匀，成年人每分钟呼吸 16 ~ 20 次，运动或情绪激动可以使呼吸暂时增快，呼吸与脉搏的比例是 1：4。小孩呼吸比成人快，小孩每分钟可达 30 次左右，而新生儿的呼吸频率每分钟可达到 44 次。

此外，呼吸运动主要由脑干部位的呼吸中枢来控制，但是大部分的呼吸动作仍可以随意去控制。

一次呼吸的动作完成包括吸气及呼气，一般用直接观察胸部的起伏来观察呼吸动作。测呼吸速率时需要测足 60 秒。

【测量呼吸次数的方法】>>

（1）测呼吸时不仅要数每分钟的次数，还要观察呼吸快慢是否一致，深浅是否均匀，有无呼吸困

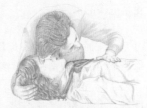

难的表现。正常呼吸是均匀、平衡、有规律的，吸气略长于呼气。新生儿呼吸可发生快慢、深浅不匀的情况，这也不一定是有病的表现。

（2）对危重病人，可将棉絮放在鼻孔前，棉絮飘动次数就是他的呼吸数。

（3）各个年龄期儿童呼吸次数也不一样，年龄越小呼吸次数越多。

检查患者有无呼吸

正常儿童每分钟呼吸的次数是：新生儿期为 35 ~ 45 次，2 ~ 4 岁为 25 ~ 30 次，5 ~ 10 岁为 20 ~ 25 次，11 ~ 14 岁为 18 ~ 20 次。高热、肺部有病、心脏病、贫血时呼吸加快；某些药物中毒、脑子有疾病时呼吸变慢。呼吸过速或过慢，深浅不匀，快慢不一致，都是病情加重的表现。

【注意事项】>>

（1）呼吸的快慢和精神是否紧张有很大的关系，所以在测量呼吸前，应该让病人安静，避免和病人谈话，使病人呼吸自然。

（2）在测量时，要注意呼吸的深浅、节律和有没有呼吸困难等症状。如呼吸确实停止，立即用口对口人工呼吸法进行抢救。

（3）呼吸增快多发生在肺部有病、心脏病或有高热病的病人身上。

（4）药物中毒，呼吸减慢。如呼吸困难或打鼾，便是危险的信号。

（5）若是出现双吸气、点头呼吸、鼻翼翕动，以及呼气时胸廓不但不鼓反而下陷的现象，表明病情严重，要赶快请医生诊治。

（6）正常呼吸的次数是随年龄而改变的，概括地说，年龄越小呼吸越快。

☆ 测量血压

血压反映了心脏对全身血管的供血情况，尤其是高血压病人和休克病人，血压是直接显示病情轻重程度的重要指标。

动脉内最低的压力称为舒张压。收缩压与舒张压之差为脉压。

【测量血压的方法】>>

（1）测前病人安静休息片刻，消除劳累与紧张因素对血压的影响。

（2）一般选用上臂肱动脉为测量处，病人取坐位，暴露并伸直肘部，手掌心向上，打开血压计，平放，使病人心脏的位置与被测量的动脉和血压计上水银柱的零点在同一水平线上。放尽袖带内的气体，将袖带中部对着肘窝，缚于上臂，袖带下缘距肘窝 2～3 厘米，勿过紧或过松，并塞好袖带末端。

（3）眼耳并用，戴上听诊器，在肘窝内摸到动脉搏动后，将听诊器的头放在该处，并用手按住稍加压力。打开水银槽开关，手握气球，关闭气门后打气，一般使水银柱升到 21～24 千帕（160～180 毫米汞柱）即可。然后微开气门，慢慢放出袖带中气体，使压力读数缓慢下降。

（4）当听到第一个微弱声音时，水银柱上的刻度就是收缩压，又叫作"高压"。继续放气，此音逐渐增强，突然变弱变低沉，然后消失，水银柱上的刻度为舒张压，又叫作"低压"。如未听清，将袖带内气体放完，使水银柱降至零位，稍停片刻，再重新测量。

（5）测血压一般以右上肢为准，连测 2 次，取平均值。

【血压的正常值】>>

正常成人收缩压为 12～18.7 千帕（90～140 毫米汞柱），舒张压 8～12 千帕（60～90 毫米汞柱）。在 40 岁以后，收缩压可随年龄增长而升高。39 岁以下收缩压 < 18.7 千帕（140 毫米汞柱），40～49 岁收缩压 < 20 千帕（150 毫米汞柱），50～59 岁收缩压 < 21 千帕（160 毫米汞柱），60 岁以上收缩压 < 22.6 千帕（170 毫米汞柱）。

【血压异常】>>

1. 高血压

指收缩压和舒张压均增高而言的。成人的收缩压 ≥ 21 千帕（160 毫米汞柱）和舒张压 ≥ 12.6 千帕（95 毫米汞柱），称高血压。如出现高血压，但其他脏器无症状，属原发性高血压病；如由肾血管疾病，肾炎、肾上腺皮质肿瘤、颅内压增高、糖尿病、动脉粥样硬化性心脏病、高脂血症、高钠血症、饮酒、吸烟等引起的高血压，属继发性高血压病。

2. 临界性高血压

指收缩压 18.6 ~ 21 千帕（140 ~ 160 毫米汞柱），舒张压 12 ~ 12.6 千帕（90 ~ 95 毫米汞柱）。

3. 低血压

指收缩压 ≤ 18.6 千帕（140 毫米汞柱），舒张压 ≤ 8 千帕（60 毫米汞柱），多见于休克、心肌梗死、心功能不全、肾上腺皮质功能减退、严重脱水、心力衰竭、低钠血症等。

第三节 常用的急救措施

☆ 急救措施

人工呼吸 >>

对伤者进行人工呼吸的主要目的是及时给伤者提供氧气。因为你呼出的气体中仍含有足够的氧气，可供另外一个人使用。这样的"二手氧气"甚至能挽救生命。对伤者进行人工呼吸必须及时，并且确保你呼出的气体能够到达准确的位置——深入到伤者的肺部。

伤者在接受人工呼吸时，最基本的反应是他的肺会鼓起来。如果看不到伤者的胸部在你呼气时鼓起，吸气时瘪下去，那么你做的人工呼吸就没有成功；你应该按照治疗窒息的程序对伤者进行急救。

*在实施此项急救措施时应该小心。如果把呼吸道的阻塞物吹进了伤者的肺部深处，就会导致伤者死亡。

实施人工呼吸

　　①检查伤者脉搏。②如果伤者已经没有心跳了，立刻进行胸部按压。③如果伤者还有脉搏，立刻清理伤者口腔里的异物。④用一只手抬起伤者的下巴，同时使其头部向后仰。⑤捏紧伤者的鼻子（图a）。⑥深吸一口气，张大嘴并用嘴封严伤者的嘴（图b）。⑦用力向伤者嘴里吹气，同时观察伤者的胸部是否鼓起(图c）。⑧一旦伤者胸部鼓起，继续注视伤者的胸部，看它是否会再瘪下去（图d）；完成呼气。然后同样的方法快速对伤者进行4次呼气。⑨再检查伤者的脉搏。⑩重复步骤⑤～⑨，直到伤者恢复呼吸。

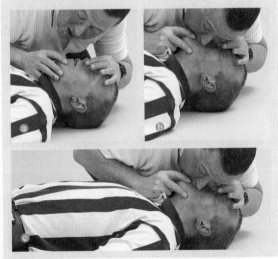

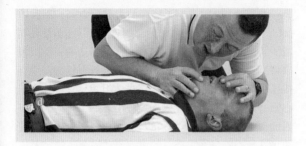

另一种不同于嘴对嘴的人工呼吸是嘴对鼻的人工呼吸。将伤者的嘴封紧然后往其鼻子内吹气，此时，也要封紧伤者鼻子四周，确保空气被有效地吹进鼻腔。

如果伤者的胸部没有鼓起，请做如下检查。

检查

①伤者的鼻子是否已经适时捏紧。②伤者的嘴和鼻子周围是否封紧。③你吹气的时候是否足够用力。

如果你完成这些步骤之后，伤者仍未恢复呼吸，肯定是伤者的呼吸道被异物梗阻了。

胸部按压 >>

这一急救措施是在伤者没有脉搏的情况下实施的。胸部按压以前被称为"心脏外部按摩"，其实这种说法并不准确。从胸部并不能对心脏进行按摩，只能够按压。

心脏（图 a）占据了胸腔的大部分空间，而胸腔又处于胸部前面的胸骨和后部的脊柱（图 b）及其周围的肌肉之间。由于胸腔前部通常是活动的，所以可以将胸骨和肋骨向后轻轻地按压。朝着脊柱方向垂直按压可以将心脏中的血液压至身体组织器官中。由于心脏有瓣膜这一机制能确保血液沿着一个方向流动，因而对心脏施加的压力可以使血液顺着循环系统流动，这与心脏自发跳动时的血液流动完全一致。

心脏的位置

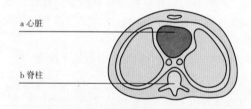

a 心脏

b 脊柱

虽然胸部按压做起来困难，但是这种方式是让伤者血液循环恢复正常的最好方法。这时，只要有空气输入伤者肺部，那么伤者就很有可能立刻恢复健康的脸色，放大的瞳孔也会再次恢复正常，其他一些显示伤者复原的迹象也将随之出现。紧接着伤者就能够恢复心跳和呼吸。胸部按压必须配合人工呼吸才能奏效。因为该措施的目的就是为了恢复伤者的有氧血液循环，所以你必须为其提供氧气。

＊该急救措施只能够由经过训练的急救人员来

操作。只有在伤者的心跳完全停止的情况下，才能对其进行胸部按压。否则，原本微弱的心跳也可能会因此而停止。

　　＊如果现场只有一个曾经接受过急救培训的急救人员，可以采取以下急救措施对伤者实施急救。

实施胸部按压的急救措施

　　①使伤者平躺，急救人员双膝跪在伤者身旁。②找到伤者胸腔底部的肋骨，将一只手掌放到伤者胸骨上，离肋骨边缘大约两根手指宽的距离（图a）。③另一只手压在这只手上，手指向上翘起。身体向前倾，使肩膀处于伤者胸部上方。手臂伸直（图b）。④垂直向下按压（图c）。如果是伤者是成人，

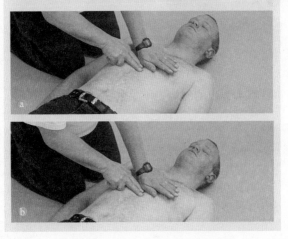

可以将他的胸壁向下压4～5厘米。如果伤者是儿童，将他的胸壁向下压2.5～4厘米就够了。像这样以稍快于每秒钟按压一次的频率按压15次。你可以一边按一边快速地数：1，2，3，…15。⑤嘴对嘴地向

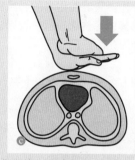

伤者输入两次氧气（图d），确保将空气吹进伤者肺部。⑥切记观察伤者胸部的起伏。⑦重复步骤④～⑤，直到伤者出现恢复迹象，或救援到达或你筋疲力尽为止。⑧每3分钟检查一次伤者颈部的脉搏。

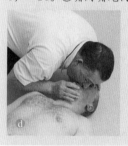

伤者恢复的迹象

• 伤者的肤色由青色、灰白色或紫色转为健康红润的颜色。

• 伤者恢复了脉搏。

• 伤者开始呻吟或者身体开始有反应。

• 伤者可以自己自主呼吸，不需要急救人员继续做人工呼吸。

二人轮流人工呼吸 >>

　　二人轮流对伤者实施人工呼吸比单独一个人实施更轻松、更有效,因为两个人可以互相配合,一边向伤者肺部吹气,一边对伤者进行胸部按压。对伤者进行5次胸部按压后需要输入一次氧气,这时可以由一个人负责对伤者进行胸部按压,另外一个人负责检查伤者的呼吸道,并对伤者进行嘴对嘴的人工呼吸,同时检查伤者的脉搏。如果急救时间很长,两个人还可以在中途交换任务。

　　＊时间掌握很重要。胸部按压和人工呼吸不能同时进行。

具体步骤

　　①一个人负责清理伤者的呼吸道并确定伤者是否停止了呼吸。②为伤者输入氧气2次(图a)。③检查伤者的脉搏。④另外一个人对伤者实施5次胸部按压(图b)。⑤对伤者胸部按压5次后输入氧气1次。⑥重复步骤4～5,直到伤者复原或者救护车到达。⑦每2分钟检查一下伤者颈部的脉搏(图c)。

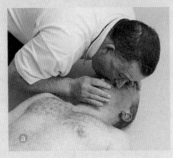

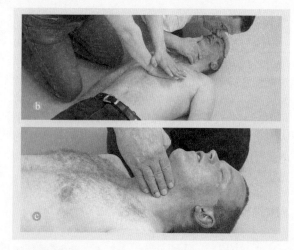

有利呼吸 >>

　　将完全失去意识或处于半昏迷状态的伤者平放在地上是非常危险的，因为这时他的肌肉松弛，使得在正常情况下能保持呼吸道畅通的功能失效，所以这时应该使伤者处于有利于恢复呼吸的状态，避免因为一些不恰当的举措给昏迷中的伤者带来危险。

伤者可能遇到的危险

　　• 伤者舌头向后蜷曲梗阻了喉咙，导致他无法吸入空气。

　　• 血块、呕吐物等物质进入呼吸道，因为伤者昏迷时张开的喉咙在接触到异物时无法像未受伤时那样自动关闭。

● 如果这些异物被伤者吸入体内会进一步梗阻呼吸道，导致更加严重或危险的情况。

日常生活中，人们常常由于不了解这些知识而造成了一些不必要的死亡，例如，让饮酒过量的人躺在地上导致其死亡等。

＊在伤者没有昏迷或伤者脊柱受伤等情况下，不要使用以上急救措施。但是，如果伤者的呼吸道梗阻了，必须立即清除他呼吸道内的异物。如果遇到有人昏迷躺在地上，首先要做的就是检查他的呼吸道是否畅通。

具体步骤

①急救人员跪在伤者身体一侧。②将伤者靠近你身体的那只手臂向上方弯曲（图a）。③将伤者的另一只手臂绕过其胸部，并把手掌放在他的脸颊上（图b）。④让伤者的那只手掌一直放在他的脸颊上。将伤者离你身体远的那条腿膝盖弯曲（图c）。⑤轻轻地拉他的膝盖，使他转向你的身体（图d）。⑥伤

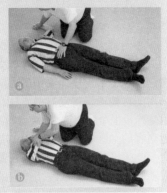

者面向你侧身躺下后，把他弯曲的那条腿保持在他身体右侧（图 e）。⑦轻轻地将伤者的头向后推，确保其呼吸道通畅，并检查伤者的呼吸状况（图 f）。

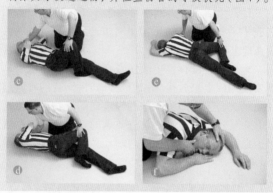

*不要扔下伤者，独自走开。

按压伤口 >>

在伤者流血不止的严重情况下，可以直接用衬垫或绷带按压伤口，这样可能会使动脉暂时停止流血，但这是不得已而采用的方法。除此以外，可以采用间接按压伤口动脉的方法，这时伤口内的骨头也是挽救生命的关键，因为急救人员必须用力按压，把伤者的动脉固定在伤口内的骨头上才能止血。事实上，间接按压动脉的方法只能运用在手臂和腿的大动脉上。如果方法使用得当的话，该措施可以截断身体向四肢的血液输送。

最佳按压点

手臂的肱动脉（图 a）是顺着上臂的骨骼内侧向下流动的，所以最好

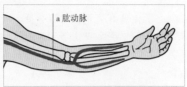

a 肱动脉

的按压部位应该是上臂内侧下部。腿部的股动脉（图 b）是从腹股沟与骨盆交界处流向腿部的，因而腹股沟便是按压的最佳部位。

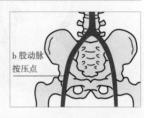

b 股动脉
按压点

＊每次切断动脉供血时间不要超过 15 分钟，否则可能会导致按压部位的组织死亡。

＊千万不要使用止血带。

给手臂止血

①举起伤者受伤的手臂，高过伤者的头。②用你的手指紧紧压住伤者上臂内侧的肌肉，直到你感觉到伤者肌肉下的骨头（图 a），同时看到血

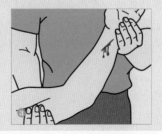

流量明显减少为止。

给腿止血

①使伤者平躺，双膝微微弯曲。②急救人员用手掌根部位牢牢按住伤者腹股沟处的动脉，如果知道动脉的确切位置的话，也可以用大拇指按压(图b)。你必须用力按压，才能够止血。

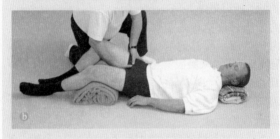

观察记录表

在等待救助人员到来之前填写此表，每10分钟做一次记录，这份记录对进一步的医疗救助有着重要的价值。在伤病者离开时，让医疗人员带走这份记录（见下页）。

观察记录表

日期	伤者姓名						
观察时间（每 10 分钟一次）		10	20	30	40	50	60
眼睛 测试反应时， 观察其表现	自然地睁开眼 4 说话、呼吸时睁开眼 3 疼痛刺激时睁开眼 2 无反应 1						
语言 测试反应时， 在伤病者耳边 清晰、简洁地 讲话	清楚地回答问题 5 言语表达混乱 4 使用不恰当的词汇 3 无法听懂的声音 2 无反应 1						
运动 应用疼痛刺 激，捏耳垂或 手背的皮肤	服从命令 3 对疼痛刺激有反应 2 无反应 1						

检查脉搏和呼吸（在表格内画"√"）							
观察时间（每 10 分钟一次）		10	20	30	40	50	60
脉搏（次 / 分钟） 测腕部脉搏或成年人 颈动脉搏动处，婴儿手 臂内侧；记录脉搏频率 及性质，如弱、强、有 规律、无规律等	>110 101～110 91～100 81～90 71～80 61～70 <60						
呼吸（次 / 分钟） 记录频率及性质，如 半稳、急促，容易、 困难等	>40 31～40 21～30 11～20 <11						

　　根据伤者的伤势及现场可获得的材料，可以采用各种各样不同的敷料和绷带，并有不同的使用方法。虽然敷料和绷带都能购买到，但是紧急情况下最好用毛巾、手帕或亚麻布等临时代替绷带等使用。

　　注意不要直接用表面有绒毛的布料包扎伤口，否则会使纤维等粘在伤口上。

☆ 敷料

　　敷料的面积要足够大，能完全覆盖伤口，最好能超出伤口周围 2 厘米左右。如果条件允许，最好先将其消毒，避免将细菌传染到伤口上。应该用有助于汗水蒸发的材料来制作敷料，否则，如果汗水聚积，弄湿了敷料，就容易滋生细菌。

敷料的作用

- 保护伤口。
- 止血，帮助伤口血液凝结成块。
- 吸收伤口的液体。
- 防止伤口感染。

敷料的使用规则

- 彻底清洗双手。
- 如果伤口不是很大且已经止血，可以用水彻底清洗伤口周围的皮肤。
- 在伤口上涂上大片的敷料，再用棉垫和绷带包扎。这样做可以吸收伤口流出的液体，有助于止血。

● 如果敷料从伤口滑到远离伤口的其他不洁净部位，应该更换，防止感染。

●通常情况下可以直接用敷料包扎伤口。

＊不要将已经滑到不洁净的皮肤上的敷料再移回伤口上。

＊不要触摸伤口及可以影响伤口的敷料。

＊不要对着伤口或敷料说话或咳嗽。

创可贴（自粘敷料）>>

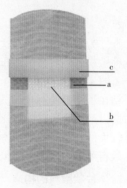

创可贴的构造

这种敷料背面有黏性（图 a），上面粘着一块方形纤维布或纱布垫（图 b），并用一个起保护作用的条状物覆盖着（图 c）。使用时，将纱布垫对准伤口，直接贴上去。创可贴可以用各种消过毒的包扎材料制作，形状和大小不等。在使用前，要将伤口周围的皮肤清理干净并晾干。

黏性胶带

这种成卷的胶带通常在没有绷带或绷带不好用时用来固定没有黏性的敷料。

如何使用创可贴

①撕开创可贴，将有纱布垫的一面朝下。②撕开两边保护条，但不要完全撕去（图a），也不要触碰到纱布垫。③把纱布垫覆盖在伤口上。④彻底撕去两边的保护条，并将两边压牢（图b）。

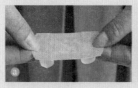

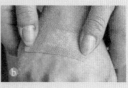

片状消毒敷料 >>

为了使用方便，这种敷料已经将多层纱布（图a）或棉垫（图b）粘在了绷带卷上（图c），所以最适合包扎面积比较大的伤口。片状消毒敷料可以用消过毒的包扎物制作，形状和大小不等。

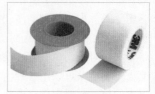

黏性胶带

片状敷料的构造

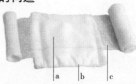

如何使用片状敷料

①撕去包装。②用一只手拿着绷带和折叠起来的敷料，另一只手从绷带尾部较短的一端将其展开（图 a）。③抓住绷带的两端使敷料对准伤口（图 b）。展开折叠的敷料。④将绷带较短的一头末端缠绕在受伤的肢体上（图 c），留下一部分（用做最后打结）。⑤用绷带较长的一头末端在伤肢上缠绕，直到敷料稳固地覆盖住伤口为止。⑥将绷带两端系在一起使敷料固定（图 d）。

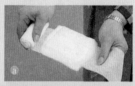

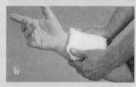

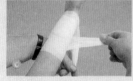

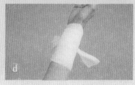

纱布敷料 >>

这种敷料上的纱布是没有黏附层的，可以用消毒的包扎带制作。其主要用于需要轻轻包扎的较大的伤口（如烧

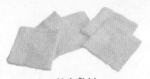

纱布敷料

伤），然后用黏性胶带固定。在没有片状敷料的情况下，可以采用如下方法包扎伤口。

如何使用纱布敷料

①展开纱布敷料，将其对准伤口覆盖在伤口上（图a）。②用一块棉垫覆盖住敷料（图b）。③用绷带、黏性胶带固定棉垫和敷料（图c）。

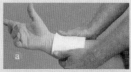

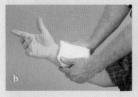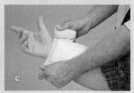

简易敷料 >>

在紧急情况下，没有现成的敷料，可以用干净的、干燥的、吸水性强的、不起毛的材料制作简易的敷料，例如，折叠后的手帕或刚刚洗干净的毛巾，折叠后的卫生纸或面巾纸也可以，然后用围巾等物捆绑起来即可。

☆ 绷带

专用的绷带一般都是用棉花、白棉布或特别的纸张等制作的。绷带的种类主要包括两种：绷带卷和三角绷带。

绷带的作用

- 直接按压伤口止血。
- 将敷料固定在伤口上。
- 捆绑受伤的四肢。
- 防止伤口肿胀。
- 支撑受伤的四肢或关节。
- 辅助急救人员移动伤者。

绷带的使用规则

- 让伤者坐下或躺下之后再使用绷带包扎伤口。
- 坐在或站在伤者正面，从他受伤的身体一侧开始包扎伤口。
- 用手托住伤者要包扎的伤口部位。
- 如果伤者是躺在地上的，将绷带绕过伤者的脚踝、膝盖、背和脖子等部位的自然凹凸处，轻轻地将其放在正确的位置上。
- 如果要用绷带固定骨折部位，必须在伤者身体或四肢未受伤处打结。如果身体或四肢正背两面都受伤了，在其中间部位打结。
- 打个方结固定绷带。
- 在捆绑和固定骨折部位之前，要在四肢与躯体之间，以及四肢的多骨区（如膝盖和脚踝）塞上足够多的棉垫。
- 伤口周围的组织可能会发生肿胀，所以要不断检查绷带是否绑得太紧。

- 在捆绑四肢的时候，要把伤者手指或脚趾露在外面，便于检查伤者的脉搏。

- 如果用绷带等直接包扎伤口止血，必须将绷带在包扎的敷料上方打个结。

* 在能获得其他柔软材料的情况下，不要用绷带直接包扎伤口。

* 绷带不能系得太紧，否则会阻碍伤者血液循环。但它也必须足够牢固才能止血，并把敷料固定在特定位置不移动。

绷带卷 >>

绷带卷是由棉花、纱布或亚麻布等制作而成，每卷一般为5米长。宽度有很多种，可以用于身体不同部位：手指——用2.5厘米宽的绷带；手——用5厘米宽的绷带；手臂——用5或6厘米宽的绷带；腿——用7.5 ~ 9厘米宽的绷带；躯干——用10 ~ 15厘米宽的绷带。在使用之前要确定绷带是否足够长。

绷带卷的构造

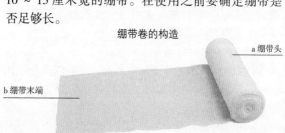

a 绷带头

b 绷带末端

如何使用绷带卷 >>

简单的螺旋形包扎

　　①用手托住要包扎的部位。②手握住绷带头一边。③把绷带末端放在肢体上，然后从下向上，从内向外将绷带展开，包裹住伤口。④按一个特定的倾斜角度缠绕绷带（图a）。⑤保持这个倾斜的角度。每绕一圈必须覆盖住前面一圈的2/3，并保持棱边平行（图b）。⑥最后用一个水平的角度结束包扎。⑦将绷带边折叠起来（图c）。⑧在受伤肢体外远离伤口的位置将绷带固定（图d）。⑨检查伤者的呼吸。

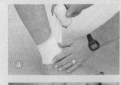

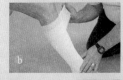

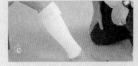

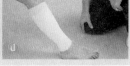

　　*如果确实需要使用绷带卷，在使用时必须格外仔细。

　　因为不必要的移动可能会给伤者带来疼痛甚至会导致休克，所以要避免移动伤者骨折的部位。

固定绷带

可以用以下3种方法使绷带固定：

• 用安全别针固定绷带（图 a）。

• 用黏性胶带或黏性条粘贴绷带（图 b）。

• 剪断绷带，将末端绕在受伤肢体上，然后将两端系在一起，打个方结（图 c 和图 d）。

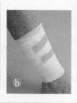

包扎膝盖（或肘部）

①让伤者把受伤的肢体放在最舒适的位置。②将绷带末端放在膝盖的一侧。③让绷带另一端越过膝盖（或肘部），绕在关节处（图 a）。④将绷带顺着腿（或手臂）往上缠绕，覆盖住第一次旋转缠绕绷带的上边沿（图 b）。⑤使绷带沿着腿（或手臂）往下缠绕，覆盖住第一次旋转缠绕的绷带下边沿。⑥重复步骤④～⑤，每绕一圈，覆盖住前一圈的 2/3。⑦在膝关节（或肘关节）以上的部位以倾斜角度旋转缠绕两圈，结束包扎，并将绷带固定（图 c）。⑧用测试指甲的方法检查伤者的血液循环。

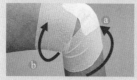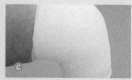

包扎脚和脚踝

①把绷带末端放在脚底,顺着脚背缠绕一圈(图a)。②把绷带从脚背绕到脚踝,呈8字形再从脚踝后绕到脚底再回到脚背(图b)。将绷带层层缠绕覆盖住脚背和脚后跟,并托住脚踝。③按水平角度在脚踝上绕一圈。④将脚踝外折叠的边固定起来(图c)。

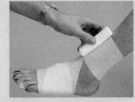

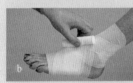

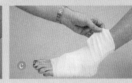

＊如果只是脚受伤,将绷带在脚踝上绕一圈有利于固定绷带。

包扎手

①让伤者手掌朝下将手摆好。②将绷带末端放在手腕内,按水平角度绕一圈(图a)。③绷带必须贴着小手指边往手背绕过去,包住整个手掌(图b)。④把

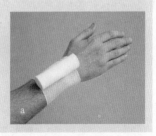

绷带头按水平角度绕到手指背部，使绷带最上边达到小手指甲边缘。⑤再将绷带向下绕过手掌，然后向手背的对角绕过去，到达手腕。⑥就用这样的8字形包扎法包扎住整个手。⑦最后在手腕上按水平角度绕一圈。⑧用测试指甲的方法检测伤者的血液循环。

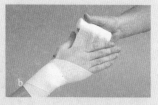

包扎扭伤的手腕

①按水平角度将绷带末端绕在手腕上（图a）。②将绷带从手掌前面向对角的大拇指绕过去（图b）。③将绷带绕过手背，再经手掌向下绕到手腕背面（图c）。④重复步骤②~③，直到绑牢手腕。⑤检查伤者的血液循环。

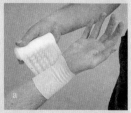

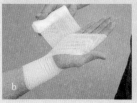

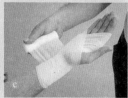

包扎开放骨折或进入了异物的伤口

①包扎好开放骨折的伤口（图 a）。②将绷带末端放在包扎伤口的棉垫上（图 b）。③按水平角度绕两圈固定住绷带。将绷带头也绕到棉垫上。④将绷带沿对角绕过伤肢下方，然后再回到棉垫上，切记不要触碰到骨头或异物（图 c）。⑤继续将绷带向下绕回起点。⑥重复步骤④~⑤，直到固定住棉垫。⑦检查伤者的血液循环。

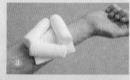

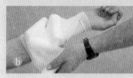
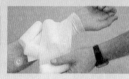

包扎开放骨折伤口

可以按照上述程序进行，但是必须沿着对角线向上和向下缠绕，不能直接在伤口上缠绕绷带，因为这样会给伤口带来过多的压力。

三角绷带 >>

虽然这种绷带也可以买到，但是自己动手剪些材料（例如亚麻布或白棉布）来制作也很简单，每个三角绷带的面积不小于 1 平方厘米。

三角绷带的作用

- 做成悬带支撑或保护受伤的肢体。
- 固定头上、手上或脚上的敷料贴。
- 制作宽窄不一的各种绷带。

三角绷带的构造

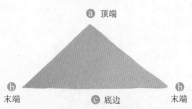

ⓐ 顶端

ⓑ 末端　　　ⓒ 底边　　　ⓑ 末端

如何使用三角绷带

　　①将底边卷起来，折成一条窄边（图a）。②再将顶端折向底边（图b）。③按同一方向将整个绷带对折（图c）。

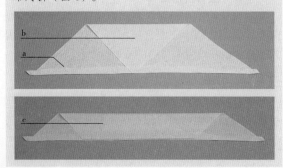

窄绷带

在没有其他绷带时，可以用窄绷带来固定手腕或脚踝关节处的敷料，也可以在固定骨折伤口时用它做成 8 字形绷带捆在手上或脚上。

制作窄绷带

①先做一个宽绷带。②再将宽绷带向底边对折。

如何捆绑 8 字形绷带

①用绷带的一头穿过两只脚踝下方，使脚踝两边的绷带长度相同（图a）。②将绷带两端从脚踝上方交叉（图b）。③使绷带绕过脚背，在脚掌心位置将两端系在一起，打个方结（图c）。

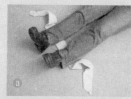

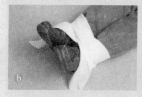
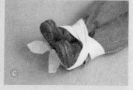

包扎头部

三角绷带还可以用来将敷料固定在头顶上的某一位置，但不要直接用来止血。

如何使用绷带包扎头部

①沿三角绷带的底边折一条窄边。②将绷带放在伤者头上，使绷带底边的中心位置处于伤者眉心上方（图a）。绷带的顶端和底边的两端都应该垂在伤者头部后面。③使绷带底边两端在伤者脑袋后、绷带的顶端处交叉（图b），再绕到头部正前方。绷带的顶端仍然垂在脑后，处于绷带底边两端交叉处的下方。④在伤者前额，将绷带底边两端系在一起，打个方结（图c）。⑤一只手稳住伤者的头，另一只手轻轻地将绷带顶端向后拉，使绷带系紧。⑥将绷带顶端拉到头上，固定在头顶的绷带上（图d）。

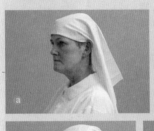
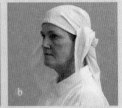
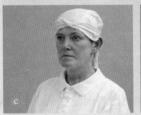
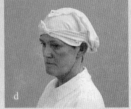

包扎脚（或手）

当敷料必须放在手脚的特定位置，而直接按压又不方便的情况下，可以使用三角绷带进行固定。

如何使用三角绷带包扎脚（或手）

①将伤者的脚（或手）放进三角绷带里，顶端处于脚趾或手指的方向，露出一部分（露出部分长度要适中）（图a），底边（向上折起）包住伤者的脚后跟和脚踝（或手腕）（图b）。②将绷带顶端向上拉起，处于胫骨下方。③将绷带底边两端绕到脚前（或手背）并交叉（图c）。④再将底边两端绕到脚踝后（或手腕）交叉，再绕回脚（或手背）前面。⑤在绷带顶端位置打个方结（图d）。⑥越过方结，将绷带顶端折叠，并用别针将其固定在脚背（或手背）的绷带上。

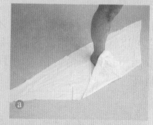

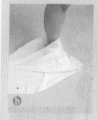
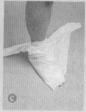
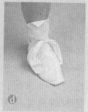

☆ 悬带

悬带包括两种：手臂悬带和托臂悬带。通常是从受伤的肢体一侧开始使用，同时急救人员用悬带支撑好伤者的肢体。

悬带的作用

- 支撑和保护伤者受伤的肢体。
- 伤者胸部受伤时，可以防止手臂运动给受伤部位带来进一步伤害。

手臂悬带 >>

当伤者坐着或站立时，才可以使用这种悬带。它可以将前臂固定在胸前特定的位置。如果手臂悬带使用正确的话，伤者的手应该会比肘部的位置略高。

如何使用手臂悬带

①伤者必须坐下来。把受伤的手臂放在某一合适的位置，使手的位置略高于肘部，并保持该姿态不动。②抓住三角绷带底边的一个末端，从受伤手臂和胸部之间穿过，使绷带展开在胸前，保持其中

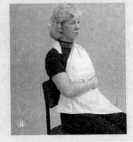

84

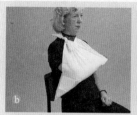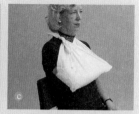

一条边与肘部平行。③将处于上方的末端越过未受伤一侧的肩膀，绕过脖子后部，放在受伤一侧的肩膀上（图a）。④将垂下的一头末端向上拉起，覆盖住前臂，与另一个末端系在一起，在锁骨位置打个方结（图b）。⑤将绷带顶端向前拉，用别针固定在胸前的绷带上（图c）。⑥检查伤者的血液循环，如果需要的话可以调整绷带或悬带。

*在实施以上整个程序时急救人员要始终托住伤者的前臂。

托臂悬带 >>

当伤者手部流血或者肩膀、胸部等受伤时，可以使用这种悬带。

如何使用托臂悬带

①第一步和使用普通手臂悬带相同，不过手抬得更高。②将一个展开的三角绷带覆盖在前臂上，底边超出手指尖约10厘米长度。绷带顶端覆盖住肘部并留下足够大的面积（图a）。③轻轻地将绷带一条

直角边放在前臂、肘部和手的下方。将另一个末端经过受伤一侧的肘部和脖子，绕到未受伤的肩膀上，并固定在合适的位置（图 b）。④轻轻地拉出覆盖在伤者受伤一侧手指上的绷带末端，在锁骨位置将两个末端打个方结系在一起。⑤卷起手臂和悬带前面的绷带顶端（图 c）。⑥用别针等将其固定在手臂上部的悬带上（图 d）。

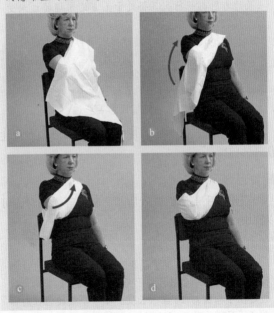

方结 >>

如何打方结

　　①两只手各抓住绷带的一端。②将左边的一端拿起覆盖住右边的一端，再从右边一端的下方穿过(图a)。③现在绷带两端的位置对调了之后，再拿起现在处于右边的一端覆盖左边的一端，然后再从其下方穿过（图b）。④将两端拉紧，就打成了一个结实的方结（图c）。

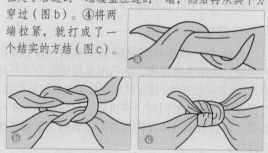

☆ 酒精擦浴

　　酒精擦浴为一种简易有效的降温方法。因为酒精是一种挥发性的液体，酒精在皮肤上迅速蒸发时，能够吸收和带走机体大量的热量。

　　一般来说，发高热的患者。在服用退热药的同时，要配以冰袋降温、冷湿敷降温、酒精擦浴等物理降温方法。如果家里没有酒精，也可以用普通白酒代替，但一定要注意根据白酒度数，适当稀释。比如65°二锅头的酒精含量也是非常高的，它的稀释方法和酒精差不多。稀释好后，用小毛巾或纱布蘸溶液擦浴。

如果身边没有酒精，可使用冰袋降温。操作时，冰袋外面要用毛巾或布包上，放在患者头部，同时室内温度保持在25～27℃左右。半小时后再测体温，若降低到38.5℃以下则须停止。

【用酒精擦浴的方法】>>

（1）用一块小纱布蘸浸75%酒精，置于擦浴的部位，先用手指拖擦，然后用掌部做离心式环状滚动，边滚动边按摩，使皮肤毛细血管先收缩后扩张，在促进血液循环的同时，使机体的代谢功能也相应加强，并借酒精的挥发作用带走体表的热量而使体温降低。

（2）使用酒精擦浴时要注意酒精的浓度，一般以30%～50%的浓度为宜。通常是先从患者的颈部开始，自上而下地沿着上臂外侧擦至手背。然后经过腋窝沿上臂内侧擦至手心。上肢擦完后，自颈部向下擦拭后背，擦浴的同时用另一只手轻轻按摩拍打后背，以促进血液循环。

（3）可以自髋部开始擦拭下肢，方法与擦拭上肢相同。每个部位擦拭3分钟左右。擦拭腋下、肘部、掌心、腹股沟、腘窝、足心等部位时停留时间应稍长些，以提高散热效果。再以同样方法擦另一侧。

最后帮助病人擦背部和四肢。

（4）擦浴后用毛巾擦干皮肤。

【注意事项】>>

（1）高热寒战或伴出汗的患者，不宜用酒精擦浴。因寒战时皮肤和毛细血管处于收缩状态，散热少，如再用冷酒精刺激，会使血管更加收缩，皮肤血流量减少，从而妨碍体内热量的散发。

（2）小孩皮肤娇嫩，在擦浴时动作要轻，以免损伤皮肤。

（3）高热无寒战又无汗的患者，采用酒精擦浴降温，能起到一定的效果。但应注意避免受凉及并发肺炎。

（4）胸部、腹部及后颈部对刺激敏感，可引起反射性心率减慢和腹泻等不良反应，不宜做酒精擦浴。

（5）擦浴过程中如发现患者寒战、面色苍白等异常情况，应停止擦浴，盖好衣被保温，并及时请医生诊治。对婴儿和体质虚弱的小儿不宜使用酒精擦浴法降温。

☆ 冷敷

冰的作用是减少通往伤处的血流，使受伤部位的内出血和肿胀情况得到控制。一旦扭伤了脚，首先考虑的应是冷敷。

冷敷能够促使局部血管收缩，控制小血管的出血；可使神经末梢的敏感性降低而减轻张力较大肿块的疼痛，达到消肿止痛之功效；防止炎症和化脓扩散。可将体内的热传导发散；增加散热，降低体温。高热病人，敷于头额、颈后可降低体温、改善不适感。

此外，冷敷适用于扁桃体摘除术后、鼻出血、早期局部软组织损伤、高热病人、中暑者、牙痛及脑外伤病人。

【冷敷的方法】>>

冷敷主要包括冰袋冷敷、冷湿敷浴二种。

1. 冰袋冷敷法

将冰块打碎，用水冲掉碎冰块棱角，装入橡皮袋或塑料袋至 1/2 体积，驱出空气，拧紧盖。然后，敷于患者病灶处。冰袋严禁放在枕后部或阴囊处，以免冻伤。

2. 冷湿敷法

用毛巾或纱布浸于冷水或冰水中，取出拧半干（以不滴水为止）敷于所需处。每 3 ~ 5 分钟更换一次。

【注意事项】>>

（1）要了解病人的感觉，如果患处皮肤感到不适或疼痛，应停止冷敷。

（2）冷敷时，要注意观察局部皮肤颜色，出现发紫、麻木时要立即停用。

（3）冷敷时间不宜过长，一般以20分钟为宜，以免影响血液循环。老、幼、衰、弱病人，不宜做全身冷敷。

（4）如果使用冷巾、冷袋，4~6分钟应更换1次。

（5）一般冷敷不在肢体的末端进行，以免引起循环障碍，而发生组织缺血低氧。

（6）对伤口处或手术后创伤处以及眼部冷敷，冷敷用具一定要严格消毒，以防引起交叉感染。

☆ 热敷

冬天生冻疮是因血液循环不好造成的，多摩擦手、用温热水泡手脚、用热毛巾对脸及耳朵进行热敷可以防止冻疮发生。

热敷可以促进局部组织血液循环，提高机体抵抗力和修复能力，促使炎症消散，减轻局部肿痛，能使局部肌肉松弛，皮肤血管扩张，减轻深部组织的充血和肌肉痉挛。

热敷适用于初起的疖肿，睑腺炎，痛经，风寒引起的腹痛、腰腿痛以及突然排尿病症。

此外，冬季对老幼体弱之人、末梢循环不良的病人和危重病人进行热敷，可改善血液循环，使病人感到温暖舒适，起到防病保健的作用。

【热敷的方法】>>

热敷可分为干热、湿热两种。干热敷比较方便，湿热敷穿透力强并具有消炎作用。

1. 干热敷法

将水温为 60 ~ 70℃的热水灌入热水袋约 2/3 处，慢慢将热水袋的空气排出，拧紧盖子，倒提水袋检查是否漏水，然后将热水袋表面擦干，用前在臂内测试，应以不烫为宜，用毛巾包裹好，放在病人需要的部位。对小儿或老年人，或为瘫痪、浮肿、循环不良及昏迷的病人使用热水袋时，水温应略低些，以 50℃左右为宜。

2. 湿热敷法

先在需热敷的局部皮肤上涂少量油，盖上一层薄布，将小毛巾或旧布折成块，放在热水中浸湿拧干敷在患处，上面再加盖干毛巾，以保持热度。敷布温度以病人不觉烫为原则，3 ~ 5 分钟更换一次，敷 20 ~ 30 分钟。也可在敷布上放热水袋保持温度。眼鼻部疖肿可以用热水杯蒸气熏敷，效果不错，方法是，将大口水杯灌入半杯开水，患者在距水杯5 ~ 10 厘米处，将眼或鼻对准杯口，以能够耐受为度。用大毛巾将整个头部与水杯一起蒙住，熏蒸 20 分钟即可。

【注意事项】>>

（1）热湿敷的毛巾敷前要拧干。热湿敷后不要马上外出，否则容易着凉感冒。

（2）给病人热敷时，如发现局部皮肤有发红等异常改变，应暂停使用。注意，毛巾和热水袋不可过烫，以免烫伤。对于伤口有神经损伤、局部麻木的患者更应该格外小心。注意保持伤口敷料干燥，一旦不慎弄湿，需及时更换伤口包扎敷料，以免感染。

（3）急性腹痛病人未明确诊断前，不应热敷，以免延误诊断；头、面、口腔部化脓性感染的患者不应该热敷，以免局部血液增多增快，促使细菌进入脑内；各种内脏出血也不宜热敷，以防血管扩张，加重出血倾向。

☆ 固定术

骨折是由于直接暴力或间接暴力作用于骨骼使之发生断裂，是很常见的外伤。骨折时，皮肤、黏膜未被穿破，不与外界相通的，叫闭合性骨折；皮肤、黏膜被穿破，与外界或空腔脏器相通的，叫开放性骨折。骨折的主要症状为受伤部位剧痛、肿胀、畸形，伤肢活动受限制，但骨折处可有异常活动。

骨折多数发生于交通事故、工业伤害、运动伤害、意外事故等情况。当发生骨折事故之后，为了减轻断骨对周围组织的损伤，有利于骨折愈合；同时为了减轻患者的痛苦，在运送伤者去医院之前，应对骨折进行必要的固定。

骨折时，局部红肿，起"大包"，疼痛剧烈，尤其是移动或触摸伤肢时，伤处似能听见响声。肢体扭曲变形，或长或短。下肢骨折跌倒后无法站立，上肢骨折无法提起物体。骨折的确诊要依靠X线拍片，一般只有到医院方能进行。如果伤后已怀疑有骨折，应先按骨折处理，以免引起严重后果。

发生外伤骨折时，伤处会有不同程度的疼痛、压痛，骨折处会发生肿胀、瘀血，骨折的错位会使局部发生畸形。骨折常常合并有软组织损伤，如颅骨骨折合并脑组织损伤或颅内血肿；肋骨骨折合并血气胸或肝脾破裂；脊柱骨折合并脊髓损伤使下身瘫痪等，这些合并损伤造成的严重后果往往超过骨折本身，甚至可直接危及生命。骨折固定前，尽量不要搬运患者。注意固定的目的只是为了限制伤肢活动，而不是对骨折进行整复，切记禁止在现场做整复。固定器材可用薄木板、三合板、竹片等作夹板，夹板长度应超过骨折部位的上下两个关节，在夹板与皮肤之间要垫棉花或代用品，以防局部受压引起坏死。固定必须牢固可靠，但也不能过紧，以免影响血液循环。固定四肢时，要露出指（趾）尖，以便观察血液循环。如发现指（趾）苍白、麻木、疼痛、肿胀及青紫色时，应及时松解，并重新固定。

【骨折的简易固定方法】>>

1. 头部固定

下颌骨折固定的方法同头部十字包扎法。

2. 胸部固定

（1）锁骨骨折固定：将两条指宽的带状三角巾分别环绕两个肩关节，于肩部打结；再分别将三角巾的底角拉紧，在两肩过度后张的情况下，在背部将底角拉紧打结。

（2）肋骨骨折固定：方法同胸部外伤包扎。

3. 四肢骨折固定

（1）肱骨骨折固定：用两条三角巾和一块夹板将伤肢固定，然后用一块燕尾式三角巾中间悬吊前臂，使两底角向上绕颈部后打结，最后用一条带状三角巾分别经胸背于健侧腋下打结。

（2）股骨骨折固定：用一块长夹板（长度为患者的腋下至足跟）放在伤肢侧，另用一块短夹板（长度为会阴至足跟）放在伤肢内侧，至少用4条带状三角巾，分别在腋下、腰部、大腿根部及膝部环绕伤肢包扎固定，注意在关节突出部位要放软垫。若无夹板时，可以用带状三角巾或绷带把伤肢固定在健侧肢体上。

（3）肘关节骨折固定：当肘关节弯曲时，用两

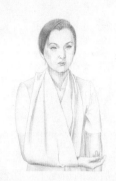

用一条宽吊带支持手臂

用夹板固定一只断的下臂，将患者的下臂横过胸部呈直角的位置放置，手掌面对胸部，拇指向上指。将一块衬垫夹板环绕下臂，夹板必须从肘部一直到延伸到腕关节。

在断骨处的上方和下方分别系好夹板，用一条环绕脖子的宽吊带支持下臂（手指必须稍高于肘部）。

条带状三角巾和一块夹板把关节固定。当肘关节伸直时，可用一卷绷带和一条三角巾把肘关节固定。

（4）桡、尺骨骨折固定：用一块合适的夹板置于伤肢下面，用两条带状三角巾或绷带把伤肢和夹板固定，再用一块燕尾三角巾悬吊伤肢，最后再一条带状三角巾的两底边分别绕胸背于健侧腋下打结固定。

（5）手指骨骨折固定：利用冰棒棍或短筷子做小夹板，另用两片胶布作黏合固定。若无固定棒棍，可以把伤肢黏合，固定在健肢上。

（6）胫、腓骨骨折固定：与股骨骨折固定相似，只是夹板长度稍超过膝关节即可。

4. 脊柱骨折固定

（1）颈椎骨折固定：患者仰卧，在头枕部垫一薄枕，使头部成正中位，头部不要前屈或后仰，再在头的两侧各垫一个枕头，最后用一条带子通过患者额部固定头部，限制头部前后左右晃动。

（2）胸椎、腰椎骨折固定：使患者平直仰卧在硬质木板或其他板上，在伤处垫一薄枕，使脊柱稍向上突，然后用几条带子把患者固定，使患者不能左右转动。

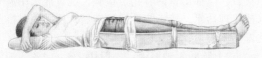

用夹板固定一只受伤的腿

5. 骨盆骨折固定

将一条带状三角巾的中段放于腰骶部，绕髋前至小腹部打结固定，再用另一条带状三角巾中段放于小腹正中，绕髋后至腰骶部打结固定。

☆ 洗胃术

洗胃术即洗胃法，是指将一定成分的液体灌入胃腔内，混合胃内容物后再抽出，如此反复多次。其目的是为了清除胃内未被吸收的毒物或清洁胃腔，使中毒程度减低。对于急性中毒如吞服有机磷、无机磷、生物碱、巴比妥类药物等，洗胃是一项极其重要的抢救措施。洗胃术常用的有催吐洗胃术、胃管洗胃术两种洗胃方法。

【常用的洗胃液】>>

洗胃液的温度一般为 35 ～ 38℃，温度过高会使血管扩张，加速血液循环，而促使毒物吸收。用量一般为 2000 ～ 4000 毫升。

（1）温水或生理盐水：对毒物性质不明的急性中毒者，应抽出胃内容物送检，洗胃液选用温开水或生理盐水，待毒物性质确定后，再采用对抗剂洗胃。

（2）碳酸氢钠溶液：一般用 2% ～ 4% 的溶液洗胃，常用于有机磷农药中毒，能促其分解失去毒性。但美曲膦酯中毒时禁用，因美曲膦酯在碱性环境中能变得毒性更强。砷（砒霜）中毒也可用碳酸氢钠溶液洗胃。

（3）高锰酸钾溶液：为强氧化剂，一般用 1：2000 ～ 1：5000 的浓度，常用做急性巴比妥类药物、阿托品及毒蕈中毒的洗胃液。但对硫磷（1605）中毒时，不宜采用高锰酸钾，因能使其氧化成毒性更强的对氧磷（1600）。

（4）茶叶水：含有丰富鞣酸，具有沉淀重金属及生物碱等毒物的作用，且来源容易。

【洗胃的方法】>>

1. 催吐洗胃术

呕吐是人体排除胃内毒物的本能自卫反应。因催吐洗胃术简便易行，对于服毒物不久，且意识清醒的急性中毒患者（除外服腐蚀性毒物、石油制品及食道静脉曲张、上消化道出血等）是一种现场抢救有效的自救、互救措施。

（1）首先做好患者思想工作，具体说明要求和方法，以取得配合，有利于操作顺利进行。

（2）患者取坐位，频繁口服大量洗胃液 400 ～ 700 毫升，至患者感胀饱为度。

（3）随即取压舌板或竹筷子（均用纱布包裹）刺激患者咽后壁，即可引起反射性呕吐，排出洗胃液或胃内容物。如此反复多次，直至排出的洗胃液清澈无味为止。

（4）催吐洗胃后，要立即送往附近大医院，酌情施行插胃管洗胃术。催吐洗胃要当心误吸，因剧烈呕吐可能诱发急性上消化道出血。要注意饮入量与吐出量大致相等。

2. 胃管洗胃术

胃管洗胃术就是将胃管从鼻腔或口腔插入经食管到达胃内，先吸出毒物后注入洗胃液，并将胃内容物排出，以达到消除毒物的目的。口服毒物的患者有条件时应尽早插胃管洗胃，不要受时间限制。对服大量毒物在 4 ～ 6 小时之内者，因排毒效果好且并发症较少，故应首选此种洗胃方法。有人主张即使服毒超过 6 小时也要洗胃。

（1）中毒者坐着或仰卧床上，头向一侧，稍后仰。

（2）将消毒的洗胃管涂上润滑油，叫患者张开口，急救者右手持胃管站在患者的右侧，将胃管从患者的口腔插入。

当管子到了咽部时，即叫患者做吞咽动作，同时急救者将胃管慢慢送入，深度 50 ～ 60 厘米（成人）。这时用注射器接在胃管上回抽，如有胃内容物抽出，表明胃管已在胃内。如果不能肯定胃管是不是在胃内，可用注射器向管内注入少量空气（约10毫升），同时另一个人用听诊器放在患者的上腹部听，如果在注气时听到很大的响声，即证明胃管已在胃内。

（3）证明胃管确实在胃内后，急救者举高漏斗（要高于患者的头部），将洗胃液倒入漏斗内，让洗胃液流入胃内。到一定数量后（一般每次 500 毫升左右），将漏斗放下倒置，使其低于患者的胃平面以下，胃内的液体就会流出。当漏斗中不再有液体流出时，再举高漏斗，倒入洗胃液。如此反复进行，直到洗出的液体澄清为止。洗胃完毕后将管子捏紧，慢慢拔出。

【注意事项】>>

（1）如果中毒者昏迷，最好送到医院去洗胃。

（2）患者如有假牙，要先取下。

（3）必须肯定胃管在胃内，方可进行洗胃。洗胃时如患者感觉疼痛，或洗出的液体里含有血液，应停止洗胃。

（4）插胃管时动作不可粗暴，不要误插入气管内。如患者出现咳嗽、呼吸急促、面色青紫等现象，说明可能插入气管，应立即拔除，然后重插。

（5）服腐蚀性毒物（如强酸、强碱）的患者不应进行洗胃。

（6）如果需要进行化验检查，第一次洗胃液应保留。

☆ 灌肠术

灌肠术是将液体通过导管从肛门灌入肠内的方法。常用于排便、给药、补充营养和液体，或清洁肠道以利于排泄毒素。灌肠术分为保留灌肠和不保留灌肠（又分为小量不保留灌肠、大量不保留灌肠和清洁灌肠）。

【常用的种类】>>

1. 一般性灌肠

刺激肠蠕动，软化及清除粪便，排除肠内积气，减轻腹胀，常用1%肥皂水1000毫升。小量灌肠用一、二、三灌肠剂（即由50%硫酸镁30毫升、甘油60毫升、水900毫升配成）。

2. 保留灌肠

用于给药，治疗肠道疾病或从直肠给患者营养剂或透析电解质液。

3. 清洁灌肠

常先用肥皂水灌肠，然后用清水清洁肠道。

【灌肠的方法】>>

（1）向病人说明灌肠目的，取得病人配合。取左侧卧位，右腿屈曲向前，左腿伸直，将橡皮单和治疗巾放于病人臀下，避免污染床褥。灌肠液的温度在38℃左右为宜。

（2）用凡士林润滑肛管头，排出管内气体。将肛管慢慢插入肛门达 7～10 厘米后，移走灌肠筒至离肛门高 50～60 厘米处，使溶液缓缓流入直肠。灌液量一般成人 1000 毫升，儿童 300～500 毫升。大约 15 分钟后灌肠液流尽时，将肛管在近肛门处双折起来拔出，嘱病人排便。

（3）一般便秘用小量不保留灌肠，催产用大量不保留灌肠。

（4）补充营养及液体或给药时，用静脉输液器接在插入肠内的导管上即可。一般为 40～50 滴/分，滴后让病人仰卧以助吸收。

（5）如为清洁灌肠，5～10 分钟后排便，反复多次灌肠直至流出物无粪便为止。

【注意事项】>>

（1）做保留灌肠时，事前要排便，垫高臀部10厘米，灌入速度要慢。灌液速度、温度要适宜，降温灌肠时用冷开水。

（2）注意观察灌洗出来的液体的颜色、量、坚硬度、有无脓血等。

（3）妊娠急腹症、下消化道出血时，不用清洁灌肠，应低压灌肠。

（4）肛、直肠、结肠术后短期内或大便失禁者不宜用保留灌肠。

（5）在灌肠过程中，如病人有腹胀和便意，可让病人做深呼吸或暂停片刻，以缓解此反应。

☆ 现场急救法

现场急救能使一些遭遇意外伤害的病人、急重病人在未到达医院前得到及时有效的抢救，能减少患者伤残的概率和痛苦，为下一步救治奠定基础。

【进行现场急救的方法】>>

（1）检查伤病员的呼吸、心跳、脉搏等生命体征。如果出现呼吸心跳停止，应该就地立刻进行心脏按压和人工呼吸。

（2）有创伤出血者，应迅速包扎止血，最好就地取材，可用加压包扎、上止血带或指压止血。同时尽快送往医院。

（3）如果有腹腔脏器脱出或颅脑组织膨出，可用干净毛巾、软布料或搪瓷碗等加以保护。

（4）有骨折者可用木板等临时物体进行固定。

（5）昏迷者，未明了病因前，注意心跳、呼吸、两侧瞳孔大小的变化。有舌后坠者，应将舌头拉出或用别针穿刺固定在口外，防止其窒息。

（6）按不同的伤情和病情，按轻重缓急选择适当的工具进行转运。运送途中随时注意伤病员病情变化。

【注意事项】>>

（1）在保证维持患者生命的前提下，应抓主要矛盾，分清主次，有条不紊地进行，切忌忙乱，以免延误患者抢救的有利时机。

（2）进行急救时，不论患者还是救援人员都需要进行适当的防护。特别是把患者从严重污染的场所救出时，救援人员必须加以防护，避免成为新的受害者。

（3）急救前，应将受伤人员小心地从危险的环境转移到安全的地点。应至少2~3人为一组集体行动，以便互相监护照应。所用的救援器材必须是防爆的。

（4）处理污染物时，要注意对伤员污染衣物的处理，防止发生继发性损害。

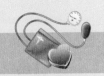

第 2 章 疾病急救

　　疾病急救十分重要，在紧急时候，可以挽救自己和家人的生命。疾病急救的关键在于明确患者所患病症，对症施行急救措施。下面，详细介绍疾病急救知识。

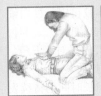
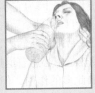

第一节 常见急危重症

☆ 高热

正常人体体温调节中枢通过体热的产生和散热系统的调节来维持机体的体表温度。由于各种疾病的原因而使体温升高称为发热。在安静状态下的体温（口腔温度）超过37.4℃时称为发热，口腔温度在37.4～38℃时称为低热，38～39℃称为中热，而体温在39～41℃称为高热。

发热是人体本能抵抗外来刺激的防卫反应，许多疾病一开始的表现都为发热。发热是身体某部位生病所发出的信号。普通的发热是一种正常的免疫反应，有很多积极作用。因为它不仅可以帮助白细胞抵抗细菌，而且还可以帮助杀菌提升抵抗力。同时，分析发热的形态可以帮助诊断病因，及早对症下药。因此有些轻微的发热是不必急着退热的。

虽然发热有如此多的作用，但长时间的持续发热还是会给人体带来很多危害的。因为发热会增加新陈代谢，它明显增加身体的消耗，损害心、脑、肝、肾等重要脏器的功能，出现心跳和呼吸加快、食欲不振、恶心、呕吐、便秘，甚至意识不清、惊厥等一系列症状。对于危重患者而言，这无异于雪上加霜，应该需要小心治疗和护理。

【病因】>>

引起高热的原因很多，一般可分为两大类。

1. 感染性发热

这种发热是由细菌、病毒、寄生虫、立克次体、螺旋体、真菌等引起的。

急性上呼吸道感染：95%以上由病毒引起，以鼻、咽、喉黏膜炎症为主要特点。主要症状为发热、流涕、鼻塞、喷嚏、干咳、咽部急性充血，部分患者可有呕吐、腹泻、脐周围疼痛，有时可并发中耳炎、支气管炎、肺炎。

大叶性肺炎：为肺炎球菌所致。患者急性起病，突然畏寒寒战、高热、咳嗽、胸痛。咳痰带血或呈铁锈色、呼吸困难、发绀等。

急性扁桃体炎：常为链球菌感染所致，起病较急，高热常伴咽喉疼痛，用压舌板或其他东西压舌观看咽喉时，可发现扁桃体肿大甚至化脓。

急性尿路感染：多因尿路下端感染向上蔓延所

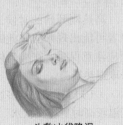

头敷冰袋降温

致，致病菌以大肠杆菌最为多见。80%的患者为女性，以生育年龄妇女较为多见。起病较急，除寒战、高热外，还有泌尿系的症状，即尿急、尿频、尿痛、腰痛、下腹痛、肾区叩击痛等。

2. 非感染性发热

这种发热是由组织损伤或坏死、变态反应、内分泌疾病、中枢神经系统疾病、肿瘤、中暑等所引起的。急症绝大多数是因感染性发热引起的。

【症状】>>

患者高热的症状表现为面色潮红，皮肤烫手，口渴咽干，精神不振，饮食不佳，呼吸和脉搏加快（从37℃开始计算，每升高1℃，脉搏加快10次）。同时患者开始嗜睡，严重者会出现昏迷、抽搐（惊厥）等症状。

【应急处理】>>

高热刚开始的时候，由于皮肤血管强烈收缩，患者可能出现寒战，此时不要急于采取退热措施，而应注意保暖。寒战后体温可迅速上升，必须及时采取退热措施。

（1）卧床休息，多饮水，每日2000毫升左右，气温较高时更应多饮水。最好不用含糖多的饮料。

（2）采取物理降温法，给患者降温。

①冷敷降温：将冰块砸碎，装入热水袋中，在冰块放至袋约 1/2 时，加入少量凉水，以填充冰块间的空隙，排出袋中的空气，盖紧袋口，检查有无漏水。冰袋放置的部位一般是在前额，也可枕于头下，或放于颈部、双侧腋窝等处。每次放置时间不应超过 20 分钟，以免发生局部冻伤。或是用冷毛巾敷于前额、腋窝、腹股沟等大血管走行处，每 3 ~ 5 分钟更换 1 次。

②温水擦浴：用低于患者皮肤温度的温水，一般为 32 ~ 34℃进行擦浴。擦浴部位为四肢、颈部、背部，擦至腋窝、腹股沟等血管丰富处，停留时间应稍长，以助散热，全部擦浴时间约 20 分钟。禁擦部位有胸前区、腹部、颈后部，这些部位对冷的刺激较敏感，冷刺激可引起反射性的心率减慢、腹泻等不良反应。擦浴过程中要注意给患者保暖，擦浴完毕后，应给患者更换衣裤，过半小时后要给患者测量一下体温。

③酒精擦浴降温：此法能使局部血管扩张，并利用酒精的蒸发作用带走热量，从而达到降温的目的。用作物理降温的酒精浓度为 50% 左右（不要用消毒酒精，因消毒酒精浓度为 75%）。具体配制方法为：95% 的酒精 100 毫升加凉水 200 毫升。在待擦浴的部位下面铺上干净的厚毛巾，其余部位需盖上床单。开始擦浴时，先上肢后下肢，一侧擦完再

换另一侧，最后擦腰背部。一般每侧肢体擦5分钟，全部擦毕约30分钟，擦浴结束后，用干毛巾将全身擦干，出汗多者应及时更换衣裤，让患者感到凉爽和舒适。

酒精擦浴时应注意动作要轻柔，以被擦皮肤稍微发红为度，擦浴时酒精不要太多，薄薄擦一层即可，这比擦很多酒精更容易带走热量。擦浴过程中应注观察患者，如果出现体温骤降、寒战、面色苍白、口唇青紫等，应立即停止擦浴，并盖上被子保暖，喝一点热水。降温勿过急过度，一般降至38.5℃左右即可。不要擦腹部，以免腹部受刺激后产生疼痛与腹泻。皮肤有出血点的人禁止酒精擦浴。

（3）服用退热剂：如复方阿司匹林，对乙酰氨基酚或吲哚美辛等，剂量根据情况而定。一般成人1片，小儿酌减。用退热剂应注意让患者多饮水，以免出汗过多引起虚脱。

（4）注意室内通风换气，以利患者降温。尤其是儿童或幼儿发热，必要时给予小剂量的镇静剂如地西泮等，以免高热持久引起抽搐。

（5）针刺降温常用穴位为曲池、合谷、大椎、少商、十宣等。

（6）对高热患者应注意饮食调养，比如要给予清淡易消化食物，吃些富含维生素的水果和蔬菜等。出汗过多时要及时更换衣服，保持皮肤清洁。

（7）对高热惊厥患者，待稍安定时，迅速送医院救治。

【护理】>>

密切观察病情：每小时测量一次体温并做记录，有异常时，若是住院应随时报告医生，若在家中应及时就医。

注意休息：要给患者制造一个良好的休息环境，绝对卧床休息。

保证营养：由于高热导致热量消耗，应给予患者高热量、高蛋白及丰富维生素、低脂肪、易消化的流质或半流质饮食，以满足机体热量的需要。饭菜尽量要做得可口一些，令患者有食欲。

保证饮水：由于高热使机体水分散失增加，因此应鼓励患者多饮水，特别是服用退热药后大量排汗时更应多饮水。

皮肤护理：高热患者在退热过程中往往大量排汗，为了保持患者皮肤的清洁及舒适，应经常更换衣裤以及被罩、床单，每日擦浴。

口腔护理：长期发热可致口腔黏膜干燥且容易引起口腔炎，故应注意早晚及餐后的口腔清洁。口唇干裂时可以涂一点唇膏予以保护。

高热只是某些疾病的一个症状，单纯退热有时效果不好，药效一过体温又会升高。所以，高热时应重视寻找病因，针对病因，对症下药。感染性疾病引起的发热，经足量有效的抗菌药物治疗，病情好转自然就会退热了。

【预防】>>

首先应注意加强体格锻炼，增强体质，预防感冒发热。

出现面色通红、精神差等应及时测量体温，及早处理。

出现发热后应及时服用退热剂，多饮水，多休息，注意物理降温。

对反复抽搐，有癫痫可能的患者可在医生指导下服用适当药物预防。

☆ 窒息

窒息是指喉或气管的骤然梗死，造成吸气性呼吸困难，如抢救不及时就会很快发生低氧高碳酸血症和脑损伤，最后导致心动过缓，心搏骤停而死亡。

【病因】>>

吸入异物。

大咯血。

自缢。

喉部梗阻：急性喉部炎症；喉部肿瘤；喉外伤；喉部异物；两侧声带麻痹。

【症状】>>

　　患者不能说话，吸气性呼吸困难，咳嗽似犬吠状，眼结膜点状出血，烦躁不安，声嘶哑，浮肿，有明显三凹征（胸骨上切迹、锁骨上窝及肋间隙随吸气动作向内凹陷）。心脏跳动由快至慢，心律失常，直至心跳、呼吸停止。

【应急处理】>>

　　急救原则是采取紧急措施使呼吸道通畅和针对病因进行紧急抢救。

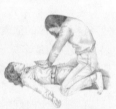

跨坐在窒息者身上并给予几次向前的推力

1. 呼吸道阻塞的救护

　　将昏迷患者下颌上抬或压额抬后颈部，使头部伸直后仰，解除舌根后坠，使气道畅通。然后用手指或用吸引器将口咽部呕吐物、血块、痰液及其他异物挖出或抽出。当异物滑入气道时，可使患者俯卧，用拍背或压腹的方法，拍挤出异物，以保持呼吸道通畅。

2. 颈部受扼的救护

　　应立即松解或剪开颈部的扼制物或绳索。若呼吸停止立即进行人工呼吸，如患者有微弱呼吸可给予高浓度吸氧。对自缢者，应立即做心、肺、脑复苏术。

3.胸部严重损伤的救护

半卧位法，给予吸痰及血块，保持呼吸道通畅，吸氧，止痛，封闭胸部开放式伤口，固定肋骨骨折，速送医院急救。

☆ 缢死

缢死，俗称吊死，是利用自身全部或部分的体重，使环绕颈项部的绳索或其他类似物压迫颈项部而引起的死亡。自缢多见于心理情绪不良，或者精神疾病，如有抑郁、妄想等症状的患者。自缢可能会导致脑部及全身各器官严重损害。但是由于缢绳的粗细、身体的重力及时间的长短不同，损害的程度也有所不同。

【病因】>>

当颈部受到压迫时，颈静脉、颈动脉甚至椎动脉都容易闭塞，发生脑血液循环障碍、脑贫血，使大脑皮层因低氧而发生抑制，并且很快就会丧失意识，甚至死亡。如果颈部静脉受压闭锁，血液回流受阻，而颈动脉压闭不全，血液还能够在一段时间内继续流向脑及头面时，可以引起脑及头面瘀血，进而循环终止，因脑低氧而死亡。这种情况多见于侧位、前位和不全缢死者；脑血液循环障碍是缢死、勒死等机械性窒息死亡的主要死因。国外法医学者的研究表明：大约3.5千克的压力，便足以闭锁颈总动脉；大约16.6千克的压力，即可压闭椎动脉。因此，当颈部受到16.6千克以上的压力时，就足以闭塞颈部所有的血管，使脑血液循环完全停止。因此，不仅悬挂正吊者可以致死，就是采取站、坐、跪、卧以及侧吊、反吊的姿势，只要颈部有人体部分重量，甚至仅仅是头部的重量，就能引起脑血液循环障碍，导致脑低氧而死亡。

绳索等物压迫颈部还能够刺激迷走神经而引起反射性心跳停止。迷走神经是人体的第10对脑神经。起始于延髓，后经颈部、胸部而至腹部，有多个分支分布于外耳道、耳郭、心脏、肺脏、肝脏、肾脏、小肠、大肠左曲内上2/3段等部位。迷走神经的中央核及其发出的纤维组成了心脏抑制系统，它与心交感中枢共同调节心脏的活动。正常情况下，二者处于动态的平衡。当体内因素刺激迷走神经感觉末梢，神经冲动传入迷走中枢使兴奋性相对增强时，就会由传出迷走神经纤维将冲动传到心脏，通过心迷走神经的节后纤维释放乙酰胆碱而使心跳变慢。当兴奋过度时，心迷走神经通过节后纤维释放大量乙酰胆碱，可以导致心搏停止。迷走神经受刺激引起的反射性心脏抑制死亡，非常迅速，有人称之为闪电式的窒息死。

【症状】>>

　　一般性的缢死，死者都是双脚离地，悬于空中，全部体重压迫在颈前绳套的兜住弧处，绳结位于颈后，这称为典型缢死。除此之外还有很多非典型的缢死法。非典型缢死的姿势是多种多样的，一般有悬挂、跪位、蹲位、俯卧位等。悬挂缢死者双脚离地，身体悬空，绳套承受全部体重的下坠力；站、坐、跪、蹲、卧位缢死者，只有身体的部分体重压迫颈部。所以前者称为全缢死，后者称为不全缢死。非典型缢死绳套压迫的部位有前位、侧位和后位三种类型。前位缢死者绳套的兜住弧压迫后颈部，绳套绕过颈侧至前提空，所以又称为反吊；侧位缢死者绳套的兜住弧压迫颈部的左侧和右侧，绳结位于相对的一侧提空，所以又称为侧吊；后位缢死者绳套的兜住弧压迫颈前部，绳结位于颈后，所以又称为正吊。

　　缢死会导致脑部损害。脑部损害主要是由于颈动脉受重力压迫而阻断脑部的循环，呼吸道受压而阻断氧气吸入。除此之外，也可能因为激惹颈动脉窦反射引起心搏骤停而导致严重后果。患者脑部呈急性低氧缺血性病理改变，并且和神经组织低氧时间以及救治后生存时间不同而表现各异。早期死亡者，可见脑部不同程度的肿胀，全脑表面血管充盈扩张。镜检除脑部组织呈水肿，神经细胞多呈急性细胞肿胀，其胞体胀大，细胞核正常，胞质中有细小空胞称"微空泡形成"。稍晚脑部神经细胞会进一步呈缺血性细胞病，胞体皱缩变小，核固缩而深染呈三角形，胞质深染伊红（HE）或紫蓝色。有学者认为缺血性细胞病在缢死者似较因心脏猝停及低氧者更为常见。一般急性细胞肿胀是可逆性的病变，而缺血性细胞病为不可逆性的损害。

上述病变可能会漫及全脑，但在脑皮质及海马锥体细胞层 CA1 亚区受损最为显著。晚期亡者由于缺血性细胞病比较容易累及大脑皮质第 3、5、6 层，因其神经细胞消失及该部组织疏松称为假分层性坏死，若损害仅限于第 3 层则称为典型的分层性坏死。一般大脑皮质缺血性改变由枕叶经顶叶向前而逐渐减轻。

【应急处理】>>

一旦发现自缢患者，应立即实施院前抢救。具体做法是：

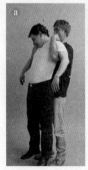

对被缢的伤者
实施急救措施

（1）立即抱住患者，解脱自缢的绳套。

（2）将其平放在地上，松解衣领胸扣，并实施人工呼吸。

（3）如果心跳尚存，即使心跳微弱也应给予氧吸入，复苏成功者，必须尽快给予后二期心、肺及脑部复苏治疗，包括控制脑水肿，给予中枢神经系统兴奋药物，应用高压氧，纠正体液酸碱及电解质失衡等措施，直至患者清醒。

（4）心跳停止者，应该进行胸外心脏按压复苏术，并尽早转送入院进行救治。

自缢的死亡率较高，抢救时间的早晚，是心肺复苏抢救是否成功的关键，也是脑复苏能否成功的关键。因此对自缢者必须抓紧一切时间全力抢救。

【预防】>>

对自缢行为，主要是要做好心理疏导，预防精神、心理及行为障碍。对抢救存活的患者，一定要多加关爱，帮助他们顺利渡过生活的难关。

☆ 颈肩痛

颈肩痛主要痛点在肩关节周围，故称肩关节周围炎，简称肩周炎，俗称凝肩、漏肩风或五十肩。因为该病多见于 50 岁左右的中年人，青年与老年人也有发生。

【病因】>>

起病多因肩关节周围组织，如滑囊等受冷冻、外伤、感染所致。不少患者是由风湿病引起的。

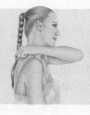

颈椎是脊柱中最薄弱的环节，需要悉心保护。

【症状】>>

主要症状为颈肩持续疼痛，患侧上肢抬高、旋转、前后摆动受限，遇风遇冷感觉有沉重隐痛。如不及时治疗，拖延日久可使关节粘连，患侧上肢变细，无力甚至形成失用性萎缩。疼痛特点是胳膊一动就痛，不动不痛或稍痛，梳头、穿衣、提物、举高都有困难。发作严重时可疼痛难忍，彻夜不眠。

【应急处理】>>

（1）早期治疗主要应用吲哚美辛药物控制疼痛和肌肉痉挛，鼓励患者循序渐进有规律地做肩关节各方向的活动锻炼。

（2）急性期需用吊带以保证肩的充分静止，配合止痛剂、理疗、湿热敷、针灸、推拿、按摩、局部药物封闭治疗等，急性期过后仍需坚持活动锻炼。

（3）对于其他如颈椎病引起的肩周炎，应治疗其原发疾病。

【护理】>>

心理护理：患者有时会表现出焦虑、紧张，为疾病的预后担忧。应对患者进行卫生知识的宣传，提高患者对疾病的认识，从心理上配合治疗与护理。向患者介绍治疗成功的病例，消除因治疗怕疼痛而引起的紧张心理。

生活护理：协助患者穿衣、梳头、系腰带等。关心、体贴患者，协助患者解决生活中的困难。鼓励患者主动进行锻炼，尽快恢复生活自理能力。

肌肉萎缩、关节粘连的护理：定期为患者按摩上肢及肩部肌肉，主动加强上肢各关节活动。鼓励患者做手指关节的各种活动，捏橡皮球或健身球，并做主动性的肩关节功能锻炼，以防止肌肉萎缩及关节粘连。

【预防】>>

（1）预防肩周炎，最理想又简单的方法是坚持体育锻炼，如打太极拳、做操等，平时注意肩部保暖，夏天睡觉不要露肩吹风扇，不要在潮湿的地方睡卧，以防受风寒湿邪。

（2）防止肩部慢性劳损，不可突然做强力劳动或卸过重物体，以防肩部发生扭伤。

☆ 心脏猝死

心脏猝死是指健康人或在已有疾病稳定的情况下，突然心搏骤停，呼吸也很快停止，脑的供血供氧立即中断的情况，又称急死，多数来不及抢救。猝死主要原因是冠心病。

【病因】>>

触电、溺水、严重的创伤等也可引发猝死，但主要原因是冠心病、高血压、吸烟、肥胖、精神紧张、情绪激动、剧烈活动、气候寒冷。

【症状】>>

发生猝死后心音消失，测不到血压，脉搏触不到，继之呼吸停止，意识消失，四肢厥冷，抽搐，瞳孔散大。心电图可见心搏停止。

判断心脏猝死的表现：

（1）心跳呼吸停止。

（2）患者知觉丧失，高声呼唤其姓名或摇动其躯体无反应。

（3）大动脉搏动消失，用手的拇指、食指在颈前喉结两侧可摸到有搏动，表示心跳未停，如无搏动表示心跳停止。

（4）心音消失，用耳朵直贴在左胸心前区（锁骨中线与 4～5 肋间横线交叉处），如听不到心音，表明心跳停止。

（5）心跳停止数秒钟、数分钟，呼吸也停止。也有呼吸先停而心跳后停者。

（6）心跳停止 45 秒钟，瞳孔开始散大。

（7）测量血压变为零，即测不出血压。

【应急处理】 >>

急救原则是就地立即实行心、肺、脑复苏急救，分秒必争。

（1）将患者平卧，背部垫一硬板，颈部上抬，头颈微后仰，促使气道通畅。

（2）施术者握拳，以患者的胸骨部下段，做一两次短促有力的叩击。如无反应再重复一两次，经叩击后，常可终止室速，室颤，恢复窦性心律。如无效再做下一步处理。

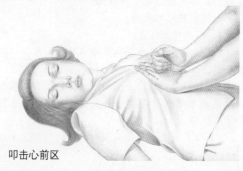

叩击心前区

（3）立即做全外心脏按压，左手掌置于患者胸骨下1/3处，右手压在其上方，以每分钟60次的速度，用力适度，反复按压，使胸廓上下活动程度3～4厘米，心内剩余含氧血迅速排入动脉使心脑供血，胸廓下陷回弹时，有助于通气。按压应用力均匀，轻柔，用力过猛易引起肋骨、胸骨骨折、气胸、血胸、心包积血、骨髓栓塞、内脏破裂等并发症。如无反应，同时进行下一步处理。

（4）人工口对口呼吸：一手捏住患者鼻孔，推开下颌，使其口张开，用力吸气后与患者口腔紧对密闭，将气吹入患者口腔，以每分钟16～18次的速度，反复（吸，吹）进行。如能听到患者呼气声最好。

（5）在抢救过程中，每4～5分钟检查一次颈动脉及自主呼吸，瞳孔大小，对光反射等生命体征，每次检查间歇时间不能超过5分钟。如在医院外抢救，心跳，呼吸出现后应急送医院观察，寻找心脏骤停原因，针对原发病继续治疗。

【预防】>>

猝死前常无先兆，心搏收缩停止未超过4分钟，若抢救及时，约有半数存活，如超过6分钟存活率很小。因此，关键在于预防。预防猝死应注意以下几个方面：

（1）定期体检：老年人本身是心脏病及各种疾病的高发人群，应定期到医院进行体检。青年、中年人工作紧张、生活节奏快、工作生活压力大也容易患冠心病、高血压等疾病。定期体检及早检查便于及时发现疾病，及早进行治疗，减少猝死风险。在做心脏方面相关检查时，建议除了做心电图检查，还要做心脏超声检查，以及冠状动脉 CT 检查或冠状动脉造影检查。心脏超声检查可检测到心脏结构异常的疾病，而冠状动脉 CT 或冠状动脉造影可检测出心脏血管病变的情况。

（2）避免过度疲劳和精神紧张。过度疲劳和精神紧张会使机体处于应激状态，使血压升高，心脏负担加重，使原有的心脏病加重。即使原来没有器质性心脏病也会引发室颤的发生。所以，每个人应该对自己的工作、生活有所安排，控制工作节奏和工作时间，不可过快过长。每天有一定的休息和放松时间，缓解疲劳和精神紧张，使心脏及各脏器功能得以恢复。

（3）戒烟、限酒、平衡膳食、控制体重、适当运动。吸烟、过度饮酒、高脂饮食及肥胖会使心脑血管疾病发生率显著增加。大量饮酒及情绪激动会使血压升高，心脏缺血低氧加重，而戒烟限酒、平衡膳食、控制体重、定期适量运动，保持良好的生活习惯会减少心脑血管疾病的发生。

（4）注意过度疲劳的危险信号及重视发病的前兆症状。长期过度疲劳会引发身体出现一些改变。如：

①焦虑易怒、烦躁情绪难以控制。

②记忆力减退、健忘。

③注意力不集中。

④失眠及睡眠质量差。

⑤头痛头晕耳鸣。

⑥性功能减退。

⑦脱发明显等。

当机体出现这些情况，应意识到自己可能疲劳过度，应调整工作节奏、适当休息，让机体功能得以恢复。有些人在发生猝死前是有一些表现的，如当日有心绞痛、心悸、胸闷、呼吸困难、头痛头晕，甚至面色苍白、出大汗等情况发生。当出现上述情况，应立即停止工作，尽可能平卧休息，服用治疗相应疾病的药物。如不能缓解应立即前往医院救治。

（5）对已患有冠心病、高血压等疾病的患者应在医生指导下坚持服药治疗。常常有些患者在治疗一段时间后，自觉病情好转或认为疾病已经治好，自行将治疗药物停止使用，从而使冠心病、高血压病持续发展或恶化，在一定外因作用下，如过度疲劳、精神紧张，

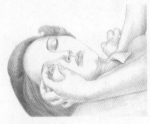

观察瞳孔

就会发生心脏猝死，有些人因工作忙而忘记服药或忘记带药，也会使病情加重。因此在医生指导下坚持服药治疗是十分重要的，患者应面对现实、接受现实，认真对待治疗。

☆ 中暑

中暑是指在高温环境下人体体温调节功能紊乱而引起的中枢神经系统和循环系统障碍为主要表现的急性疾病。

【病因】>>

中暑发生的原因是人体内热量不断产生，散热困难；或由于外界高温使人体内的热量越积越多，身体无法调节。除了高温、烈日曝晒外，工作强度过大、时间过长、睡眠不足、过度疲劳等均为常见的诱因。

【症状】>>

根据临床表现的轻重，中暑可分为先兆中暑、轻症中暑和重症中暑，而它们之间的关系是渐进性的。

1. 先兆中暑症状

高温环境下，出现头痛、头晕、口渴、多汗、四肢无力发酸、注意力不集中、动作不协调等症状。体温正常或略有升高。

如及时转移到阴凉通风处，补充水和盐分，短时间内即可恢复。

2. 轻症中暑症状

（1）体温往往在38℃以上。

（2）除头晕、口渴外往往有面色潮红、大量出汗、皮肤灼热等表现，或出现四肢湿冷、面色苍白、血压下降、脉搏增快等表现。

（3）如及时处理，往往可于数小时内恢复。

3. 重症中暑症状

重症中暑是中暑中情况最严重的一种，如不及时救治将会危及生命。这类中暑又可分为4种类型：热痉挛、热衰竭、日射病和热射病。

热痉挛症状：多发生于大量出汗及口渴，饮水多而盐分补充不足致血中氯化钠浓度急速明显降低。这类中暑发生时肌肉会突然出现阵发性的痉挛疼痛。

热衰竭症状：这种中暑常常发生于老年人及一时未能适应高温的人。主要症状为头晕、头痛、心慌、口渴、恶心、呕吐、皮肤湿冷、血压下降、晕厥或神志模糊。此时的体温正常或稍微偏高。

日射病症状：这类中暑的原因正像它的名字一样，是因为直接在烈日的曝晒下，强烈的日光穿透头部皮肤及颅骨引起脑细胞受损，进而造成脑组织的充血、水肿；由于受到伤害的主要是头部，所以，最开始出现的不适就是剧烈头痛、恶心呕吐、烦躁不安，继而可出现昏迷及抽搐。

热射病症状：还有一部分人在高温环境中从事体力劳动的时间较长，身体产热过多，而散热不足，导致体温急剧升高。发病早期有大量冷汗，继而无汗、呼吸浅快、脉搏细速、躁动不安、神志模糊、血压下降，逐渐向昏迷伴四肢抽搐发展；严重者可产生脑水肿、肺水肿、心力衰竭等。

【应急处理】>>

（1）迅速把患者移至阴凉处，平卧休息，解开衣扣。

（2）在头部、腋窝、腹股沟处用冰袋冷敷，或将全身冷水擦洗，以加快散热。

（3）给予含盐的清凉饮料。

（4）针刺人中、曲池、百会穴位。

（5）口服人丹或十滴水。

（6）可用扇子或电扇吹风，帮助散热。

（7）中暑严重者，需及时送往医院。

【护理】>>

（1）出行躲避烈日：夏日出门记得要备好防晒用具，最好不要10～16点时在烈日下行走，因为这个时间段的阳光最强烈，发生中暑的可能性是平时的10倍。如果此时必须外出，一定要做好防护工作，如打遮阳伞、戴遮阳帽、戴太阳镜，有条件的最好涂抹防晒霜；准备充足的水和饮料。此外，在炎热的夏季，防暑降温药品，如十滴水、人丹、风油精等一定要备在身边，以备应急之用。外出时的衣服尽量选用棉、麻、丝类的织物，应少穿化纤品类服装，以免大量出汗时不能及时散热，引起中暑。

（2）老年人、孕妇、有慢性疾病的人，特别是有心血管疾病的人，在高温季节要尽可能减少外出活动。

（3）别等口渴了才喝水：因为口渴表示身体已经缺水了。最理想的是根据气温的高低，每天喝1.5～2升水。出汗较多时可适当补充一些盐水，弥补人体因出汗而失去的盐分。另外，夏季人体容易缺钾，使人感到倦怠疲乏，含钾茶水是极好的消暑饮品。

（4）夏天的时令蔬菜如生菜、黄瓜、西红柿等的含水量较高；新鲜水果，如桃子、杏、西瓜、甜瓜等水分含量为80%～90%，都可以用来补充水分。另外，乳制品既能补水，又能满足身体的营养之需。

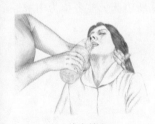
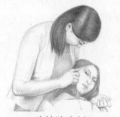

盐水补充　　　　　　　　涂抹清凉剂

【预防】>>

（1）预防中暑应从根本上改善劳动和居住条件，隔离热源，降低温度，供给含盐 0.3% 的清凉饮料。

（2）夏天日长夜短，气温高，人体新陈代谢旺盛，消耗也大，容易感到疲劳。充足的睡眠可使大脑和身体各系统都得到放松，既利于工作和学习，也是预防中暑的措施。最佳就寝时间是 22 ~ 23 时，最佳起床时间是 5 时 30 分至 6 时 30 分。睡眠时注意不要躺在空调的出风口和电风扇下，以免患上空调病和热伤风。

（3）对有心血管器质性疾病、高血压、中枢神经器质性疾病，明显的呼吸、消化或内分泌系统疾病和肝、肾疾病患者应列为高温车间就业禁忌证。

☆ 急性腹痛

急性腹痛是指患者自觉腹部突发性疼痛，常由腹腔内或腹腔外器官疾病所引起，前者称为内脏性腹痛，常为阵发性并伴有恶心、呕吐及出汗等一系列相关症状，腹痛由内脏神经传导；而后者腹痛是由躯体神经传导，故称躯体

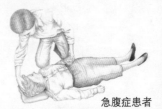

急腹症患者

性腹痛，常为持续性，多不伴有恶心、呕吐症状。

【病因】>>

腹膜急性发炎：最常由胃、肠穿孔所引起，腹痛疼痛定位明显，一般位于炎症所在部位，可有牵涉痛；呈持续性锐痛；腹痛常因加压、改变体位、咳嗽或喷嚏而加剧；病变部位压痛、反跳痛与肌紧张；肠鸣音消失。

腹腔器官急性发炎：如急性胃炎、急性肠炎、急性胰腺炎等。

腹空腔脏器梗阻或扩张：腹痛常为阵发性与绞痛性，可甚剧烈，如肠梗阻、胆道蛔虫病、泌尿道结石梗阻、胆石绞痛发作。

脏器扭转或破裂：腹内有蒂器官（卵巢、胆囊、肠系膜、大网膜等）急性扭转时可引起强烈的绞痛或持续性痛。急性内脏破裂如肝破裂、脾破裂、异位妊娠破裂，疼痛急剧并有内出血体征。

腹腔内血管梗阻：比较少见，腹痛相当剧烈，主要发生于心脏病、高血压动脉硬化的基础上，如肠系膜上动脉栓塞、夹层主动脉瘤等。

中毒与代谢障碍：如铅中毒绞痛、急性血卟啉病、糖尿病酮中毒，常有腹痛剧烈而无明确定位的特点。

胸腔疾病的牵涉痛：肺炎、肺梗死、急性心肌梗死、急性心包炎、食管裂孔疝等，疼痛可向腹部放射，类似"急腹症"。

神经官能性腹痛。

【症状】>>

（1）疼痛的部位：腹痛的部位常为病变所在。胃痛位于中上腹部，肝胆疾患疼痛位于右上腹，小肠绞痛位于脐周，结肠绞痛常位于下腹部，膀胱痛位于耻骨上部，急性下腹部痛也见于急性盆腔炎症。

（2）疼痛的性质与程度：消化性溃疡穿孔常突然发生，呈剧烈的刀割样、烧灼样持续性中上腹痛。胆绞痛、肾绞痛、肠绞痛也相当剧烈，患者常呻吟不已，辗转不安。剑突下钻顶样痛是胆道蛔虫梗阻的特征。持续性广泛性剧烈腹痛见于急性弥漫性腹膜炎。脊髓疾患、胃肠危象表现为电击样剧烈绞痛。

（3）诱发加剧或缓解疼痛的因素：急性腹膜炎腹痛在静卧时减轻，腹壁加压或改变体位时加重。铅绞痛时患者常喜按，胆绞痛可因脂肪餐而诱发，暴食是急性胃扩张的诱因，暴力作用常是肝、脾破裂的原因，急性出血性坏死性肠炎多与饮食不洁有关。

【应急处理】>>

（1）卧床休息，取俯卧位可使腹痛缓解，也可双手适当压迫腹部可使腹痛缓解。

（2）适当给予解痉药物如阿托品、山莨菪碱或维生素 K 可暂时缓解腹痛。

（3）若是暴饮暴食所致腹痛、腹泻者，可试用桐油按摩腹部，往往可起到一定止痛效果。

（4）腹痛剧烈且伴有呕吐、高热、血便和肠形时，应速送医院治疗，不宜滞留家中以免耽误病情。

【护理】 >>

家中有急性腹痛患者时，首先要弄清楚腹痛初起时和现时疼痛的部位，注意疼痛的经过，与大、小便及饮食有否直接关系，还应该注意与疼痛一起出现的还有哪些症状（如恶心、呕吐、血尿、便血、腹泻、发热等），这些情况必须详细记录下来，以便在去医院就诊时供门诊医生参考。

急性腹痛在没有确诊时不能吃止痛片，更不能打止痛针，同时严格禁食，以免掩盖重要的症状和加重病情。严密观察病情的变化，病情严重者应立即送医院。

遇成年女性急性腹痛则要注意月经情况，有无停经史，如系宫外孕破裂出血，则将迅速出现面色苍白、冷汗、血压下降甚至休克，须立即送医院抢救。

【预防】 >>

由于引起急腹痛的原因很多，疾病的发展过程各有不同。

（1）疼痛剧烈，出冷汗或大汗淋漓以及痛到倒地乱滚，或者疼痛到抱住膝盖蹲着难以站立，或者服用止痛药后未能缓解疼痛。

（2）疼痛剧烈而引起意识模糊、脸色苍白、出冷汗，脉搏缓慢或者畏寒。

（3）腹部肌肉紧张变成一块硬板一样坚硬的板状腹。

（4）反复呕吐以及不能大便。

当出现上述情况时，应尽快就医，进一步检查和处理。

☆ 急性腹泻

肠黏膜的分泌旺盛与吸收障碍、肠蠕动过快，致排便频率增加，粪质稀薄，含有异常成分者，称为腹泻。急性腹泻起病急骤，每天排便可达10次以上，粪便量多而稀薄，排便时常伴腹鸣、肠绞痛或里急后重。

【病因】>>

1. 急性肠疾病

急性肠感染：病毒性、细菌性、真菌性、阿米巴性、血吸虫性等。

细菌性食物中毒：由沙门菌、嗜盐菌、变形杆菌、金黄色葡萄球菌等引起。

2. 急性中毒

植物性：如毒蕈、桐油。

动物性：如河豚、鱼胆。

化学毒物：如有机磷、砷等。

3.急性全身感染

如败血症、伤寒或副伤寒、霍乱与副霍乱、流行性感冒、麻疹等。

4.其他

变态反应性疾病：如过敏性紫癜、变态反应性肠病。

内分泌疾病：如甲状腺危象、慢性肾上腺皮质功能减退性危象。

药物副作用：如利舍平、氟尿嘧啶、胍乙啶、新斯的明等。

【应急处理】>>

（1）休息，若伴有频繁呕吐者应暂禁食，其余应给予流质并补充水分，以服开水、汤类为宜。

（2）轻微腹泻者可服家中备用的小檗碱0.5克，1日3次；呋喃唑酮0.1克，1日3次；吡哌酸0.5克，1日3次或诺氟沙星0.2 ~ 0.4克，1日3次。

（3）伴有脓血便或米泔样大便者，应将患者用过的餐具、衣物等煮沸消毒，排泄物需进行处理（可用石灰）。

（4）腹泻若伴有呕吐或腹泻严重者，应及时送医院治疗。

【护理】>>

（1）注意休息：急性腹泻患者多半体质虚弱，

机体抵抗力降低。因此，应注意休息，以利康复。

（2）多饮水：腹泻次数越多，体内水分丢失也越多。因此，患病期间要主动多喝白开水、茶水、淡盐水、红糖水、米汤、青菜汤、豆浆等，可交替饮服。饮用的方法是多次少量，以补足丢失的水分和氯化钠等成分。

（3）注意饮食调养：腹泻期间肠黏膜充血、水肿、肠管痉挛、肠蠕动加快，消化吸收功能紊乱。此时宜吃无油少渣、易消化的流食，如藕粉、大米粥、小米粥、粳米山药粥、细面条、薄面片、咸面糊等，少食多餐，勿食生冷、坚硬及含粗纤维多的食物，禁吃油炸、油煎食品。另外，如牛奶、豆浆等应暂时不喝，以免腹胀。

（4）遵照医嘱按时按量服药：不要吃吃停停，如治疗不彻底，可演变成慢性腹泻。

（5）注意腹部保暖：腹泻期间一定要保暖，以利恢复健康。

（6）做好肛门周围皮肤的清洁卫生：由于腹泻次数多，肛门周围多次的刺激，容易沾染病菌、病毒和其他不洁之物，如果便后不及时清洁干净，往往引起这些部位发生炎症，甚至糜烂。因此，腹泻患者每次便后一定要用温开水充分洗净肛门，然后用卫生纸或软布擦拭干净。

【预防】>>

（1）在疾病流行季节应保证饮用水的卫生，防止因失水过多而发生脱水；合理调整饮食，注意劳逸结合和保证充足的睡眠，以提高机体抵抗疾病的免疫力。

（2）注意饮水饮食卫生，不喝生水，不吃腐败变质食物。

（3）外出旅游一定要注意饮食卫生和安全；加强体质锻炼，提高抵抗力。

（4）自觉讲究个人卫生，饭前便后要用肥皂流水反复洗手。搞好卫生，做好厕所的清洁消毒工作。保持环境清洁，消灭苍蝇。

（5）当发生腹痛、腹泻、恶心、呕吐等胃肠道症状时，要及时到医院接受治疗，以免延误病情。

☆ 咯血

咯血是指喉咙以下的呼吸器官出血，经咳嗽从口中排出。出血颜色鲜红的通过嘴咯出，含有泡沫或者混着痰液，前期可能是比较纯的血，后期咯出的可能会是暗红色血块。大咯血时，血液或血块可堵塞气管或支气管，从而引起窒息而死亡。

【病因】>>

引起咯血的疾病繁多，主要是呼吸系统疾病。

（1）呼吸系统疾病：肺结核、支气管扩张、肺癌、肺脓肿、支气管炎、肺炎、肺真菌病、肺阿米巴病、肺吸虫病、支气管结石、尘肺、恶性肿瘤肺转移、良性支气管瘤等。

（2）心血管系统疾病：风湿性心脏病、二尖瓣狭窄、肺动脉高压、肺动静脉瘘等。

（3）全身性疾病与其他原因：血小板减少性紫癜、白血病、血友病、再生障碍性贫血、弥散性血管内凝血、肺出血型钩端螺旋体病、流行性出血热、肺型鼠疫、慢性肾衰竭、尿毒症、白塞病、胸部外伤、肺出血、肾炎综合征、替代性月经、氧中毒和结缔组织病等。

【症状】>>

1. 咯血前兆

（1）喉痒，患者恐怖不安。

（2）突然胸闷，挣扎坐起。

（3）呼吸困难增剧，面色青紫，继而发生窒息、昏迷。

2. 症状

咯出的血常与痰混在一起，其特点是与出血性疾病状态有关。大咯血通常指在 24 小时内咯血量超过 600 ~ 800 毫升或每次咯血量在 300 毫升以上；小量咯血指每次咯血少于 100 毫升；中等量咯血指每次咯血 100 ~ 300 毫升。

【应急处理】>>

（1）绝对卧床休息，咯血时应平卧，以利于止血和避免吸入性肺炎的发生。

（2）消除思想顾虑，鼓励患者咳出残留在呼吸道中的陈旧血液，以免阻塞呼吸道而发生窒息性死亡。

（3）摄取易消化性食物如流质或半流质，保持大便通畅，以免大便时费力，再次咯血。

（4）适当给予镇静药物如口服地西泮 2.5 ~ 5 毫克，每日 3 次或苯巴比妥 0.3 克，每日 3 次。

（5）止咳药物应用，大咯血时一般不用镇咳药物，咳嗽剧烈妨碍止血时，可在血咯出后口服喷托维林（咳必清）25 毫克或复方桔梗片 1 片。

（6）止血药物应用如云南白药 0.3 ~ 0.6 克，每日 3 次口服或卡巴克洛片剂 2.5 毫克，每日 3 次。

（7）应速送医院进一步救治。

【护理】>>

（1）应让患者绝对卧床休息，可平卧或取头低足高位。用冰袋进行局部冷敷。暂时不要饮用任何食物和水分，可服用止血剂。

（2）密切观察患者面色和脉搏。倘若脉搏1分钟超过120次以上，虽患者已停止咯血，还应考虑有内部出血。呕血患者恢复期的食物应以流质为主，然后逐渐改为软质饮食。

（3）咯血无论是何种病因引起的，均具有起病急、病情重、病情变化快的特点。尤其咯血量大者易发生休克，所以在咯血发生后应立即送患者到医院治疗。

【预防】>>

积极治疗原发病，已有咯血者应减少活动，避免情绪激动，禁食刺激性食物，避免剧咳或用力排便，以免诱发再次咯血。

（1）预防感冒，出门时要根据天气变化注意增减衣服，防止着凉感冒。

（2）注意饮食，饮食应以富含维生素的食物为首选。

（3）"管理空气"，房间经常通风，保持适宜温度（常为18～25℃）和湿度（常为40%～70%）。

（4）锻炼身体，坚持每天进行适量的体育锻炼和呼吸功能锻炼。

（5）备急救药，家里要备小药箱，特别是要足止咳药物，如以治疗干咳为主的喷托维林（咳必清）片和糖浆；用以镇咳为主的可愈糖浆；以镇咳化痰为主的棕胺合剂等。家庭必备止血药物如云南白药，用以镇静的药物如安定等。注意小药箱里的过期药物要及时更换。

（6）戒烟、限酒：患有呼吸道疾病的患者，一定要戒烟、限酒，以减少或避免发生咯血的因素。

☆ 呕血

呕血是指患者呕吐血液，由于上消化道（食管、胃、十二指肠、胃空肠吻合术后的空肠、胰腺、胆道）急性出血所致，但也可见于某些全身性疾病。在确定呕血之前，必须排除口腔、鼻、咽喉等部位的出血以及咯血。

【病因】>>

1. 消化系统疾病

（1）食管疾病：食管静脉曲张破裂、食管炎、食管憩室炎、食管癌、食管异物、食管裂孔疝、食管外伤等。食管静脉曲张破裂出血常最严重。食管异物（如鱼骨）刺穿主动脉可引起致命的出血。

（2）胃十二指肠疾病：消化性溃疡、急性糜烂性胃炎、应激性溃疡、胃癌、胃黏膜脱垂症、胃动脉硬化等。出血常以十二指肠球部溃疡较重，应激性溃疡、胃癌与胃动脉硬化的出血也较严重。

（3）肝胆道疾病：如肝硬化、食管与胃底静脉曲张破裂、急性出血性胆管炎、壶腹癌等。

（4）胰腺疾病：胰腺癌。

2. 血液病

白血病、血小板减少性紫癜、血友病、霍奇金病、真性红细胞增多症、遗传性出血性毛细血管扩张症等。

3. 急性传染病

钩端螺旋体病、出血性麻疹、暴发型肝炎等。

4. 其他原因

尿毒症、结节性多动脉炎、血管瘤、抗凝剂治疗过量等。

呕血的病因虽多，但主要的3大病因是：消化性溃疡、食管或胃底静脉曲张破裂出血、急性胃黏膜出血。

【症状】>>

患者多先有恶心，然后呕血，继而排出黑便。食管或胃出血多有呕血及黑便，而十二指肠出血多无呕血而仅有黑便。呕出血液的性状主要取决于血量及其在胃内的停留时间。如出血量较少而在胃内停留时间较长，由于血红蛋白受胃酸的作用，转化为酸化正铁血红蛋白，呕吐物呈咖啡残渣样棕黑色，但如出血量大而在胃内停留时间短，则呕吐物呈鲜红色或暗红色。

如果上消化道出血失血量不大（少于800～1000毫升）时，患者可仅有呕血与黑便、皮肤苍白厥冷、头晕、乏力、出汗、脉快、心悸等急性失血性贫血症状。如出血量大，除上述症状之外还出现脉搏细弱、呼吸加快、血压下降与休克等急性周围循环功能不全症状。

【应急处理】>>

（1）绝对卧床休息，取平卧位，或将双下肢抬高30°。

（2）如有剧烈恶心、呕吐时，应进流质饮食；频繁呕吐或食道静脉曲张破裂出血者，可暂禁食。

（3）患者烦躁不安、情绪紧张时，可给予镇静剂如地西泮5～10毫克肌注或口服对止血有效。

（4）保持呼吸道通畅，防止呕血时吸入气管内发生窒息。

（5）止血药物应用如云南白药0.3～0.6克，每日3次口服。

【护理】>>

（1）在家中若有呕血患者，应让其绝对卧床休息，并安慰患者，消除其恐惧紧张心理。按医嘱服药。

（2）饮食上严格禁食，程度轻者可给冷流质饮食。

（3）严密观察患者的面色、精神状态、脉搏、呼吸、血压等，如出现脉搏加快、烦躁不安、出汗、休克等情况，应立即送医院急诊。

【预防】>>

积极治疗原发病，去除可能的致病因素。

☆ 呃逆

呃逆是膈肌和肋间肌等辅助呼吸肌的痉挛性不随意挛缩，伴吸气期门突然闭锁，空气迅速流入气管内，发出特异性声音。呃逆频繁或持续 24 小时以上，称为难治性呃逆，多发生于某些疾病。

【病因】>>

健康人可发生一过性呃逆，多与饮食有关，特别是饮食过快、过饱，摄入很热或冷的食物饮料、酒、碳酸饮料等，外界温度变化和过度吸烟亦可引起。按病变部位其病因分为如下几种情况。

（1）胸腹腔脏器疾病使膈神经受到刺激，诸如食管肿瘤、胃肠或肝胆疾患，心肌和心包的炎症等。

（2）膈肌本身的病变，像膈下脓肿、胸膜炎等疾病波及膈肌。

（3）中枢神经的某些病变累及膈神经，比如脑炎、脑瘤及脊髓的一些疾病。

【症状】>>

膈肌反复不自主地收缩引起气体突然冲入肺脏同时声门（控制声带的组织）关闭，发出"呃"声音；呃逆的持续时间短，多于饱餐或大量饮酒后出现。

【应急处理】>>

（1）将一匙糖放在舌下慢慢溶化，或者吞咽干糖及喝糖水。糖在口腔里改变了原来的神经冲动，以阻挠横膈膜的肌肉做间歇性收缩。

（2）喝几口温开水，慢慢咽下，并做弯腰90度的动作10～15次。因胃部离膈肌较近，可从内部温暖膈肌，在弯腰时，内脏还会对膈肌起到按摩作用，缓解膈肌痉挛，达到止嗝的目的。

（3）用棉签刺激口腔顶部硬腭与软腭的交界部位。取一根细棒，一端裹上棉花（如手边无棒，可用竹筷的细端包上棉花代替），放入患者口中，用其软端按端前软腭正中线一点，此点的位置正好在硬、软腭交界处稍后面。一般按摩一分钟就能有效地控制呃逆。

（4）当感到要出现呃逆时，憋气并进行吞咽。可以重复进行2～3次，直到呃逆停止。心肺功能不好的人慎用此法。

（5）将一个棕色纸袋罩在嘴上，用力快速地呼吸，至少 10 次。要确保嘴周围封闭严密，没有空气进入。用呼出的二氧化碳重复吸入，增加血液中二氧化碳的浓度，来抑制打嗝。

（6）吮吸柠檬片，或者吞咽 1 汤匙醋。

（7）如果出现呃逆，那么屏住呼吸不发笑，同时轻轻地咯吱他。

（8）比如发生在进食时可以暂停进食，做几次深呼吸，往往在短时间内能止住呃逆。

（9）打嗝时，如果想办法打个喷嚏，就可以止嗝，可以用鼻子闻一下胡椒粉即可打喷嚏。

（10）如分散注意力的交谈、疼痛或其他不适刺激，喝冰水、用纸袋或塑料袋罩于口鼻外做重复呼吸，喝大口水分次咽下，做深吸气后屏气，用力做呼气动作，以阻断呃逆反射弧。趁不注意猛拍一下打嗝者的后背，也能止嗝。因为惊吓作为一种强烈的情绪刺激，可通过皮层传至皮下中枢，抑制膈肌痉挛。

（11）可用牵舌法（使患者伸舌用纱布包住向外牵引 3~5 分钟，同时做深吸气、摒气动作）或通过鼻腔插入软导管，一般插入 8~12 厘米，来回移动导管以刺激咽部，由于阻断呃逆反射环，常可使呃逆停止。

（12）治疗者双手拇指按压患者双手虎口上，相当于拇指食指连接中点处，以患者耐受为限，双拇指交替旋转 2 ~ 4 分钟，并嘱患者有节奏地屏气。

（13）患者闭目，医生将双手大拇指置于患者双侧眼眶上，按顺时针方向适度揉压眼球上部直到呃逆停止。若心率突然下降到每分钟 60 次以下应停止操作，青光眼及高度近视者忌用，心脏病者慎用。

（14）取一较长的圆形硬纸空盒，一端开口，把用火点燃之纸屑放入盒中，使其熄灭产生烟雾，立即将纸盒开口一端紧压口周，留出鼻孔，嘱患者张口做进食动作，把烟雾吞咽下去，忌用抽吸，吞咽 1 ~ 2 分钟，呃逆可止。

（15）针灸内关、合谷、中脘、膈俞、足三里、三阴交等穴。

（16）如果持续不停地连续打嗝儿，就可能是胃、横膈、心脏、肝脏疾病或肿瘤的症状，应及时去医院进行细致的诊治。

【护理】>>

保持病房整洁、舒适、安静、安全，使患者心身都能得到较好的休息，对稳定其情绪也起到促进的作用。

观察呃逆的发作特点、是否有伴随症状。如出现汗出肢冷、面白或紫、息微脉绝，提示病情加重，须予以积极抢救及采取相应的护理措施。

【预防】>>

应保持精神舒畅，避免过喜、暴怒等精神刺激。

注意避免外邪侵袭。

饮食宜清淡，忌食生冷、辛辣，避免饥饱失常。食量以无饱胀感为好，每次不宜多食，但餐次可增加，发作时应进食易消化饮食，半流质饮食。

第二节 身体疼痛

☆ 背痛

背痛是由各种不同原因引起的，其疼痛程度不一，有的严重，有的并无大碍。通常情况下，背痛并不会带来严重后果，但是如果出现以下症状，就必须立即就医治疗。

背痛的症状

- 非常疼痛。
- 疼痛持续时间长。
- 一条腿麻木、无力。
- 膀胱和肠道出现问题。

如何缓解背痛

①用热水袋温暖患者背部。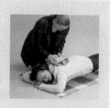
②在咨询患者意见之后，如有必要可以让他服用阿司匹林、对乙酰氨基酚或布洛芬等药暂时缓解疼痛。

＊如果一两天后伤者仍未好转，请到医院就医。

☆ 头痛

大部分头痛症状是由于患者内心紧张引发头部肌肉紧张导致的。当然，也有一些头痛症状是由其他一些非常见因素引起的。

头痛的原因

- 饮酒过量。
- 饥饿。
- 劳累。
- 沉闷的天气。
- 偏头痛。
- 敏感症。

一般情况下，头痛并不会带来严重后果，只有少数头痛症状可能是由严重疾病引起的，如脑瘤、高血压或者动脉瘤等。一般体外伤不会导致头痛。

如何消除头痛症状

①让伤者放松心情。②服用一些止痛药。③用冷敷袋或热水袋敷在伤者前额。

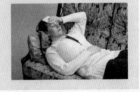

不明原因的头痛

对于这样的头痛症状，患者要及时告知身边的人并到医院做检查，尤其是出现了身体虚弱、失去知觉或视力减弱等并发症时, 更要予以足够的重视。

☆ 耳痛

很多孩子的中耳 (图 a) 和整个耳道 (图 b) 容易发炎, 进而影响到鼓膜 (图 c), 这些孩子比较容易出现耳痛的症状。另外, 耳道受到微小震动也会导致耳痛。

如果患者出现以下症状, 请立即去医院就医。

耳痛的症状

耳朵的内部构造

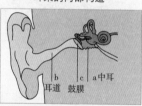

b c a中耳
耳道 鼓膜

- 耳朵发热。
- 耳朵失去听觉。
- 耳朵向外流脓。

如何缓解耳朵疼痛

①吃止痛药, 但要有所节制。②测量伤者的体温, 如果伤者有发热症状, 立即去医院就诊。

如果疼痛时间超过一天, 请去医院就医。

*不要让 12 岁以下儿童服用阿司匹林, 可以让他服用适量的对乙酰氨基酚。

☆ 痛经

痛经是女性比较常见的生理问题, 一般不会引起严重后果。

如果疼痛非常严重而且不见好转, 可能是盆腔发炎或激素失调等体内循环失调或其他妇科疾病引起的，需要去医院就医。

如何减轻痛经症状

①服用布洛芬、阿司匹林或可待因等止痛药片。
②如果疼痛严重，可以洗个热水澡，然后躺在床上休息片刻，最好在被子里放个热水袋用来取暖。

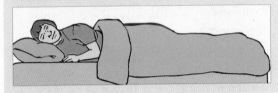

口服避孕药

通常情况下，避孕药对治疗严重痛经非常有效。因为避孕药可以阻止女性排卵。女性不排卵就不会出现痛经的症状。

☆ 鼻窦痛

急性鼻窦炎一般是由感冒引起的，会使鼻窦疼痛，通常患者会感觉到眼睛上方、下方及两眼之间部位有阵阵疼痛。鼻窦痛通常伴随着

鼻窦疼痛常出现的部位

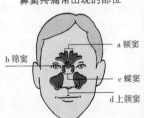

a 额窦
b 筛窦
c 蝶窦
d 上颌窦

发热症状，这时最好去医院就医。

如何缓解鼻窦疼痛

①用减充血的滴鼻剂或者喷雾剂滴鼻子，也可以在碗里盛上热水，再用鼻子去吸水蒸气，同时在头上用一块毛巾搭成一个"凉篷"，以使更多的水蒸气吸入鼻腔，这种方法也非常有效。②吸入安息香胶的酊剂也是治疗鼻窦痛的常用方法。这些药材都不是处方药，所以很容易在药店买到。

☆ 牙痛

牙痛是指下颌内部和牙齿疼痛，包括持续性疼痛、间歇性疼痛和剧痛等多种情况。

牙痛的原因

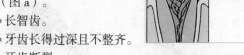

• 牙齿被腐蚀伴随着牙龈发炎（图a）。

a 牙龈

• 长智齿。

• 牙齿长得过深且不整齐。

• 牙齿断裂。

如何缓解牙痛

缓解牙痛的方法有很多，应该根据不同的牙痛症状采用不同的治疗方法。

①如果因为吃了太多酸的、

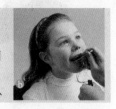

153

甜的或冷的食物而引起牙痛，可以在牙上涂抹牙膏缓解疼痛。②在受影响的牙齿上涂上丁香油（图b）。③伤者可以在脸上放个热水袋从外部热敷牙齿。4.疼痛难忍时可以服用止痛药。

如果疼痛一直持续，应立刻去看牙医，以免被腐蚀的牙齿发生感染。

☆ 流鼻血

鼻子内靠近鼻梁的内表层部位有很多血管。当鼻子受到外力伤害或撞到坚硬物体或挖鼻孔过于用力时，这些血管就会破裂导致出血。一般情况下，流鼻血不会引发严重后果。

如何止鼻血

①如果鼻子流血，立刻用大拇指和食指牢牢捏住鼻子（图a）。②伤者应该坐下来，拿一个洗脸盆，

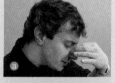
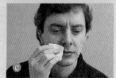
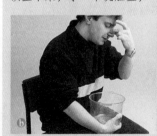

头向前倾，正好在脸盆上方（图b）。③按压鼻孔至少10分钟，在此期间伤者不能抬头。④慢慢地松开按压的手指。⑤头继续向前倾，用一块在冷水里浸泡过的干净纱布轻轻擦拭嘴巴和鼻子四周（图c）。

＊如果可能的话，伤者在止住鼻血4个小时内不要触碰鼻子。

如果鼻子仍然流血，重复步骤①～⑤。

如果仍然无法止血，应该送伤者去医院就诊。在此期间，伤者必须始终捏紧鼻子。

☆ 牙龈出血和牙槽出血

牙龈出血

牙龈出血是在刷牙时容易出现的症状。牙龈出血可能是由于牙龈有毛病，如牙龈炎。也可能是由于平时不够注意口腔卫生引起的。因受伤而引起的齿龈出血一般不会持续很长时间，用手指用力按压就能止血。

牙槽出血

牙槽出血一般是拔牙或因事故使牙齿脱落引起的。另外，如果下颌受伤破裂也会导致牙槽出血。前面两种情况导致的牙槽出血可以采取以下急救措施。

如何处理牙槽出血

　　①用一块纱布垫按压牙槽。也可以用小块干净的手帕卷成小圆柱状，放在两排牙齿中间（图a）。②用牙齿咬紧纱布垫，使其紧贴牙槽（图b）。至少坚持10分钟。③慢慢停止按压。

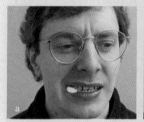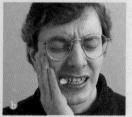

　　如果牙槽继续出血，可能需要按压更长时间，所以请重复以上步骤。

　　＊在取出纱布垫时，千万不要把牙槽里的血块连带抽出来。

　　如果把血块抽了出来，在纱布垫上涂一些消毒的凡士林，使其更加润滑，然后再放回牙齿间。

　　如果以上方法还是无法止血，请去医院就诊。

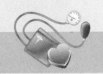

第 3 章 重伤急救

　　家庭生活中可能会出现一些重伤的情况，需要你去做紧急处理。学习一些重伤急救与自救原理，可以使你在面对突发状况时临危不惧，应对自如。

  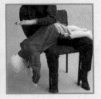

第一节 出血急救

☆ 体外流血

轻伤

擦伤（图a）。这种伤害只是表皮受伤，是由摩擦或磨损造成的，一般流血量较小。

挫伤（图b）。这种伤口刚刚达到表皮之下，通常是皮肤裂开或瘀青，不会大量流血。

重伤

切伤（图c）。这是由利器切割造成的伤口，会大量流血，尤其是如果切到了动脉，往往很危险。

撕伤（图d）。这种伤口形状不规则，一般是被戳破的，严重的情况下会大量流血。

刺伤（图e）。这种伤口面积小却很深，很难止血，尤其是伤口里仍残留刺穿物时，可能带来严重的甚至威胁生命的体内出血现象。

穿孔伤（图f）。这种伤口是由某种利器直接穿透身体某一部位造成的，如尖刀、枪弹等。如果击穿了动脉，就会引发严重流血现象。

这些伤口都很容易感染。擦伤、挫伤和撕伤的伤口感染很容易发现，也比较容易处理。刺伤和穿孔性伤的伤口很容易发生严重感染，如破伤风或气性坏疽等，比较危险。

各种各样的伤口

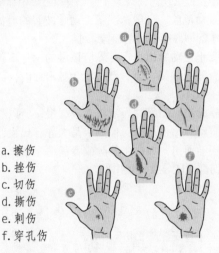

a. 擦伤
b. 挫伤
c. 切伤
d. 撕伤
e. 刺伤
f. 穿孔伤

如何止血

人体内大约有 5 升血液。如果动脉被割破，血液就会在心脏收缩的压力下喷涌而出，通常按心脏的跳动频率喷出。从动脉血管流出的血液颜色是鲜红的，从静脉血管流出的血液是暗红色的。

少量流血。少量流血的情况下，血液一般是从毛细血管流出的，通常是慢慢往外渗出或滴出，所以血流量不大，不会有很大危险。

动脉出血。动脉出血属于紧急事故。如果急救人员没有及时处理，伤者就会大量失血，导致血液循环停止（出现休克现象），大脑和心脏供血不足，带来致命危险。一般情况下，动脉破裂的血流量往往比血管彻底断裂时的血流量小。

要止住动脉出血，首先应该做的一件事就是确保伤者呼吸顺畅。当看到伤者动脉出血时，必须立即按住伤口。

静脉出血。静脉血液流动较缓慢，所以静脉出血没有动脉出血严重，但如果是大静脉出血，血液也会喷涌而出，如曲张静脉或者任何一个深部主静脉受伤都可能导致大量出血。

止血方法

①用手或手指直接按压伤口（图a）。②如果伤口很大，轻轻地将伤口压合（图b）。③找出身边最适合止血的工具，如把一块干净的手帕折叠起来就是很好的止血工具。④如果是伤者的四肢受伤流血，必须将流血的肢体抬高（图c）。如果伤者有骨折迹象，在处理伤口时必须非常小心。⑤如果通过直接按压伤口的方法止住了伤口流血，接着在伤口周围涂上有消毒、清洁作用的敷料剂。⑥用棉垫或纱布覆盖伤口（图d）。⑦用绷带将伤口包扎好（图e）。

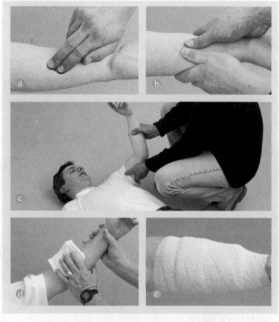

　　＊绷带必须足够牢固以防止血液流出，但是也不能太紧而阻碍了血液循环。检查伤者体内的血液循环：看伤者是否有脉搏，或按压受伤手臂的指甲直到它变白为止，当松开时指甲应该呈粉红色。若血液循环不正常，松开手时指甲则仍然呈白色或青色且指尖感觉冰凉。如果伤者手臂受伤，也可以通过检查手腕的脉搏来确定伤者血液循环是否正常。

如果伤口仍透过纱布向外渗血，不要揭开纱布，否则会破坏刚刚形成的血凝块，导致更严重的出血。此时，应该拿一块更大的棉垫或纱布覆盖在原来的纱布上，再用绷带牢固包扎。

＊如果直接按压伤口并用纱布和绷带包扎后仍不能使伤口止血，甚至出血更严重的话，必须按压通向伤口的动脉。

清除伤口异物

必须仔细清洗伤口上的脏物和各种异物，如果伤口里有体积较大的异物，暂时不要动它。

＊不要试图从很深的伤口里取出异物，否则可能引起更严重的出血。

如何处理伤口

先给伤口止血，如果伤口流血并不严重，可以直接将裂开的伤口包扎起来。

☆ 体内出血

体内出血通常很难发现，所以发现伤者伤势很严重时必须对他做仔细检查，如在交通事故中受伤或大腿骨折时。

体内出血的症状

● 嘴巴、鼻子或耳朵等处出血。

● 伤者身体肿胀、肌肉紧张。

- 身体呈乌青色。
- 伤者显得情绪不安。
- 伤者出现休克症状。

体内出血急救措施

　　①立刻打电话叫救护车，因为伤者急需送往医院。②每5分钟检查一次伤者的脉搏跳动频率并做记录。③如果伤者休克，立刻采取相应的急救措施。

第二节 呼吸障碍

伤者发生轻微的呼吸困难，如轻微哮喘，不需要采取急救措施，但是在不知道病因的情况下，必须去医院就诊。如果伤者出现严重的呼吸困难，可能有一定的危险，所以急救人员必须立刻对伤者实施急救措施。呼吸道梗阻属于严重的紧急事故，出现这种事故时，只有在现场有丰富经验的急救人员并能够及时有效地采取急救措施的情况下才可能挽救伤者的生命。

☆ 窒息

窒息意味着血液低氧，是由于空气无法自由进出肺部而造成的。喉咙被东西哽住、溺水、脖子被勒压、吸入煤气或没有氧气的烟雾、呼吸道被异物阻塞、喉咙水肿等也会导致窒息的出现。

如果窒息是由外部物体导致的，如塑料袋或者枕头，应该立即移开这些物体，再检查伤者的呼吸和脉搏。如果有必要的话，立即对伤者实施人工呼吸。

☆ 哽住

哽住通常是由于喉咙里或者主要呼吸通道里吸入异物导致的，如一块没嚼碎的食物或一块硬糖（图a）。这种情况常常发生在人们一边吃东西一边笑或打喷嚏时。由于此类原因导致的呼吸道梗阻，不能对伤者实施人工呼吸，否则会让情况变得更糟。当务之急是清除喉咙或呼吸道里的异物，清理完毕后，如有必要可以再对伤者实施人工呼吸。

被哽住时的症状

• 用手掐住自己的喉咙，几乎所有伤者都有此动作（图b）。

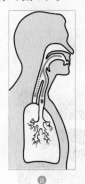

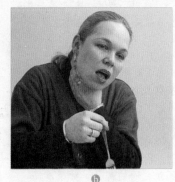

• 脸上露出痛苦和恐慌的表情。

• 刚开始时，伤者会发出急促的呼吸声，接着呼吸声逐渐变得微弱，最后完全消失。

- 脸色发青或时而呈灰白色。
- 大约 1 分钟后，伤者可能会失去意识。

咯出异物

针对神志清醒的成年人或儿童：①如果伤者是成年人，可以直接询问他们是否被异物哽住了。②如果伤者仍能吸入少量空气，让他先慢慢地呼吸然后再猛咳出异物。切记不要猛烈呼吸否则会使事态更加严重。

如果以上措施无效，再尝试以下方法。

让伤者弯下腰，用手猛拍他的背

此时不要因为担心会伤害到伤者而行动迟疑，性命攸关的时刻要当机立断。

针对神志清醒的成年人：①让伤者弯下腰，使伤者头部垂到肺部以下位置。②用手掌根部猛拍伤者肩胛骨之间的部位。

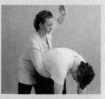

针对神志清醒的儿童：让伤者面朝下趴在你的双膝上，用手掌根部猛拍伤者肩胛骨之间的部位。如果有必要的话，可以将这些动作重复 4 次左右。

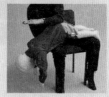

　　针对昏迷的成年人和儿童：①翻转伤者使他面朝你侧躺着。②使他的头向后仰。③用手掌根部对准他肩胛骨之间的部位猛拍4次。

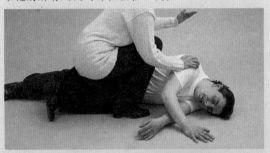

　　针对昏迷的婴幼儿：①使婴儿面朝下，用前臂托住婴儿的整个身体。②同时用手掌托住婴儿的头和胸。③用另外一只手的手掌根部轻拍婴儿肩胛骨之间的部位。

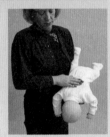

　　如果该方法无效，可以采用腹部推压的方法。

腹部推压

实施腹部推压

　　针对神志清醒的成年人：①急救人员站在伤者身后，用一只手臂绕过伤者的身体，拳头攥紧，放在伤者腹部中间即肚脐与肋骨最底边之间的位置(图a)。②大拇指向内。③用另外一只手抓住自己的拳头（图b），同时用力将伤者的身体向后拉（图c）。④突然用紧握的拳头用力向伤者腹部内和腹部上方挤压，注意用力得当。在对腹部上方施加压力的同时，向上推动伤者的膈肌——胸腔里一块可伸缩的肌肉。⑤如果有必要的话，重复以上动作4次。

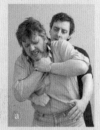

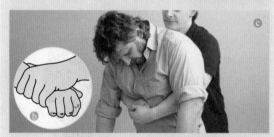

针对神志清醒的儿童：
①让孩子背对着站在你双膝之间。②用一只拳头对准孩子腹部适当位置（肚脐与肋骨最底边之间）用力挤压，同时另外一只手放在其背部相对应的位置，两只手同时向孩子施加相对的推力。

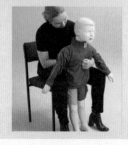

针对昏迷的成年人：①让伤者平躺在地板上，下巴向上仰，头部向后倾。②急救人员跪在伤者身边，或者最好跨坐在伤者大腿根部，面向伤者头部。③将一只手的手掌根部放在伤者的腹部中间即肚脐与肋骨最底边之间的部位，另外一只手压在这只手上。用力向伤者腹部内和腹部上方按压。④重复以上动作4次。

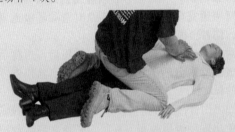

针对昏迷的儿童：可采用针对昏迷的成年人的急救措施，唯一的区别是针对儿童时，急救人员在实施步骤③时只需用一只手。

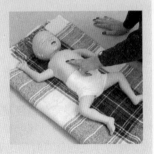

针对婴幼儿：不论受伤的宝宝是否清醒，都让他平躺下来，然后用两个手指推压其腹部恰当的位置（肚脐与肋骨最底边之间）。

腹部推压法适用于所有被哽住的伤者，不论伤者是否昏迷。腹部推压可以使伤者肺部的压力突然增加，利用增加的压力把阻塞物顶出来，这与利用香槟酒瓶里的压力顶出瓶口软木塞是一样的原理。

＊只有在使用前面的方法无法奏效的情况下才可以采用这个方法，因为如果这种方法使用不当可能会导致内伤。当然也不必因噎废食，因为如果伤者的呼吸道完全阻塞的话，不及时清除呼吸道里的异物，伤者会很快窒息死亡。

对昏迷中的宝宝实施了腹部推压后，再将手指弯曲成钩状，清理伤者的口腔，彻底清除伤者呼吸道内的异物。

如果伤者神志开始慢慢恢复，但呼吸仍不顺畅，为避免出现呼吸道肿胀等症状，必须立刻叫救护车将伤者送往医院。

☆ 溺水

急救人员如果发现伤者已经溺水很长时间，不要轻易认为伤者已经溺死。人即使在冷水里淹没半小时后仍然能够完全恢复清醒状态。因为身体被水冷却后新陈代谢的过程变得缓慢，所以大脑运动减慢，可以承受的低氧时间比平时更长。

在抢救溺水者时，急救人员必须考虑周到，不要因为一时疏忽而给伤者带来任何危险。

抢救溺水者

①使溺水者的头露出水面，并实施人工呼吸（图a）。②尽快将溺水者拉上岸。③检查溺水者的呼吸。④检查溺水者的脉搏。⑤如果仍需要做人工呼吸，必须先将溺水者的头转向一侧（图b），清除溺水者口腔里的所有异物。这时溺水者口腔内的积水会向外流出。⑥如果溺水者还有微弱的呼吸，使其处于最利于恢复呼吸的状态（图c）。⑦如果溺水者有呼吸，但身体冰冷，立即采取措施为其取暖。⑧尽快送溺水者去医院。

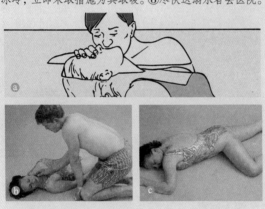

☆吸入大量烟雾或煤气

一氧化碳中毒

一氧化碳是一种无色无味的有毒气体。汽车尾气中含有大量一氧化碳，以煤为燃料的炉子等也会产生这种气体。一氧化碳与血液中的血红蛋白结合会形成一种稳定的化合物——碳氧血红蛋白，这种化合物会减弱人体内的血红细胞传输氧气的能力。

如果一个成年人体内一半数量的血红蛋白都转变成了碳氧血红蛋白，那么他就会死亡。

将伤者带到室外后应采取的急救措施

①检查伤者的呼吸（图a）。②检查伤者的脉搏。③需要的话，立刻对伤者实施人工呼吸。④使伤者处于最有利于恢复呼吸的状态（图b）。⑤尽快送伤者去医院。

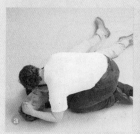 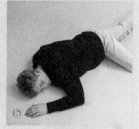

吸入烟雾

着火产生的烟雾会消耗火灾现场的氧气，导致人窒息。如果吸入烟雾，烟雾会严重干扰呼吸道，甚至迫使声带关闭，切断呼吸通道。另外，有些烟雾还含有有毒物质。

你必须冒险采取措施立即将伤者转移出火灾现场或呼叫消防人员和救护车。

一旦使伤者脱离烟雾区，并处理了他着火的衣物后，继续实施以下步骤。

对吸入烟雾的伤者实施急救措施

①检查伤者的呼吸道、呼吸状况（图a）及脉搏（图b）。②如果有必要的话对伤者进行人工呼吸。③检查并处理烧伤部位。④送伤者去医院。

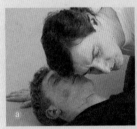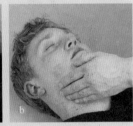

☆ 因被勒压导致呼吸困难

压迫伤者颈部的动脉或阻断伤者的呼吸道都会导致伤者昏迷或死亡，也可能导致伤者脊柱受伤。

对被勒伤的伤者实施急救措施

①托住伤者身体将其向上举起，放松勒在脖子上的绳套（图a），这样一来伤者整个身体的重量就

不会完全靠脖子来承担了。②剪掉绳结下的绳圈（图b）。③检查伤者的呼吸。④检查伤者的脉搏。⑤如果需要的话，立刻对伤者实施人工呼吸。⑥如果有必要的话，使伤者处于最有利于恢复呼吸的状态。⑦立刻送伤者去医院。

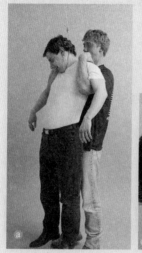
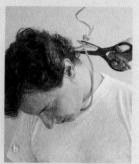

　　不论何时何地发现被勒伤的伤者都要立刻报警。尽量保留现场作为证据，并记录你观察到的与伤者有关的所有情况。

第三节 循环系统

☆ 工作原理

　　大脑是人体中最重要的器官，人体的其他器官都是用来支持和维护它的。比如心脏，它能保持肺部血液循环，为全身其他器官输送血液。血液里含有大量氧气和葡萄糖，源源不断地输送给大脑。如果这一活动停止，人会很快死亡。大脑获得心脏输送来的含有营养物质的血液是通过4条经过颈部向上流动的大动脉来实现的。这些动脉的细小分支，也源源不断地向大脑皮质输送血液。如果其中一条动脉被阻塞或出血，就会出现严重后果。

　　肌肉也需要氧气作为动力，以便在大脑的控制下产生收缩使全身运动起来。心脏本身就是一块不断收缩的肌肉，也是人体内比较重要的一块肌肉，所以它尤其需要充足的氧气作为动力。心脏有两条冠状动脉为其输送血液，这两条动脉是心脏上方的身体主动脉的分支，布满了整个不停跳动的心脏。冠状动脉一旦变得狭窄便会导致心绞痛，若发生阻塞则会导致心脏病。

心脏通过高压向动脉输出血液，再以低压形式通过静脉收回血液。心脏内有两个心房，即左心房和右心房。右心房（从人本身的角度看）是从头部和身体收回血液（而不是从肺部收回血液），然后再输送到肺部。血液从肺部再回到左心房，然后通过左心室输送到身体其他部位。人体的这一血液循环路线像一个8字形。动脉里的血液（有氧血）是鲜红色的，静脉里的血液（无氧血）是暗红色的。

a. 头部和身体的血液回流至右心房
b. 输送到肺部
c. 输送到头部和身体
d. 肺部血液流至左心室

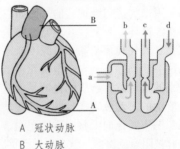

A　冠状动脉
B　大动脉

心脏外观图　　心脏内血液循环示意图

☆ 心绞痛

心绞痛是一种由心脏疾病引起的症状。它是由于心肌没有获得足够的血液来维持正常工作引起的。血液通过冠状动脉输送到心肌。如果这些动脉的某一个分支因为动脉硬化症导致血管窄小，那么就无法为心肌输送足够的血液，心肌也就无法获取其所需的氧气和葡萄糖。心绞痛通常发生在人体力透支或是情绪异常的情况下。

心绞痛的急救措施

①让患者以最舒适的姿势坐下来。可以将一些衣物叠好当坐垫（图a）。②询问患者是否随身携带了治疗心绞痛的药。如果有且是药丸的话，让他放在舌头下面（只针对神志清醒的患者）。如果是喷雾药剂，就喷在舌头下面。③解开患者紧身的衣物，便于患者呼吸（图b）。④安抚患者。⑤休息一两分钟后，检查患者的疼痛是否减轻。

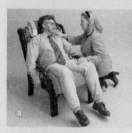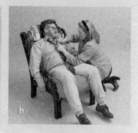

心绞痛的症状

- 胸部中间有揪紧般的疼痛。
- 疼痛扩散到左臂或双臂，穿过背部，上蹿到下颌。
- 开始感觉筋疲力尽。
- 呼吸困难。
- 脸色发白，嘴唇发紫。

急救目标

急救人员所要做的就是尽量减少患者的心脏负荷。

＊不要让患者走动。

＊如果疼痛仍未减缓，就不是心绞痛而是心脏病。应该立即将患者送往医院，才能挽救其生命。

☆ 心搏停止

心搏停止是指心脏停止跳动。这当然是非常危险的，除非心脏能马上重新开始跳动，否则将很快导致死亡。

心搏停止的急救措施

①寻求支援。②让现场其他人呼叫救护车。呼叫者必须说清楚患者心搏停止了。③对患者实施2次嘴对嘴的人工呼吸（图a）。④实施胸部按压（图b）。⑤胸部按压15次后为患者吹入氧气2次，然后按照这样的频率重复进行。继续做抢救工作，直到医务人员到达。

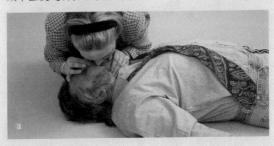
a

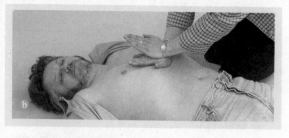

心搏停止的症状

• 心搏突然停止的患者会立刻摔倒在地，同时失去意识，一动不动。

• 患者没有呼吸。

• 患者没有脉搏。

• 患者皮肤呈灰白色。

☆ 心脏病

一旦冠状动脉的一个分支被阻塞，由被阻塞的分支提供血液的心肌便会坏死，这种情况下会引发心脏病。如果坏死面积很大的话，可能会导致患者死亡；如果坏死面积很小，患者就有可能恢复健康。在后一种情况下，坏死的肌肉将被瘢痕组织取代，心脏的功能也因此相应地减弱。虽然有些人经过几次心脏病发作最后都幸存下来，但是他们的心脏已经严重衰竭了。

心脏病的症状

● 胸部中间突然出现急速的疼痛感。

● 疼痛蔓延到手臂、背部和喉咙。

● 患者濒临死亡。

● 眩晕或昏倒。

● 身体往外冒汗。

● 肤色苍白。

● 身体虚弱，脉搏跳动快速且无规律（正常的脉搏是每分钟 60 ~ 80 次）。

● 没有呼吸。

● 失去意识。

● 心搏可能停止跳动。

*除非情况紧急，否则不要让患者移动。这会给心脏带来不必要的劳累。

*不要让患者吃任何食物。

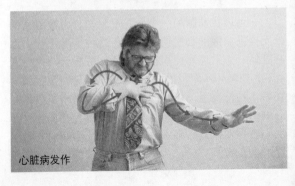

心脏病发作

心脏病发作时的急救措施

①让神志清醒的患者半躺在椅子上，头、肩膀和膝盖靠在椅子的扶手上（图a）。②安抚患者，使患者身体放松。③寻求帮助，让现场其他人打电话叫救护车。呼叫者必须说清楚患者心脏病发作时的症状。④解开患者脖子、胸部和腰上紧束的衣物（图b）。⑤检查患者的脉搏和呼吸。⑥如果患者昏迷了，使其处于最有利于恢复呼吸的状态，并坚持不断地检查他的脉搏和呼吸。⑦如果患者呼吸停止，急救人员必须对他实施嘴对嘴的人工呼吸。⑧如果患者心跳停止，急救人员必须对他实施胸部按压。

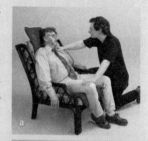

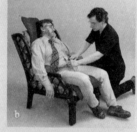

☆ 休克

休克是指人体血管里没有足够的血液或者是心脏输出血液量不够多，以至于无法支持正常血液循环。以上两种情况均会导致人体内血压下降，无法为身体的一些重要器官，尤其是大脑、心脏和肾脏等提供足够的氧气作为动力，使它们无法正常工作甚至彻底停止工作。此时，身体为了这些重要器官，可能会关闭通往其他一些不是很重要的身体部位（如皮肤和肠道）的动脉通道，但这也是有一定极限的，治标不治本。休克是非常危险的症状，如果不及时抢救，伤者会在短时间内有生命危险。

休克的原因

● 失血过多。不论是体外失血还是体内失血，如脊柱受伤或体内组织受伤导致的失血，都会导致休克。如果失血过多，会减少向身体某一部位输送的血液量，导致该部位的血管内血液量不足。一般都是动脉出血会引发这样的结果。

● 长时间呕吐或腹泻造成的体液流失。这种体液可能来自体内血液，从而减少了体内血液总量。

● 烧伤。大量的体液从体表流失或形成了水疱。

● 感染。严重的血液感染会导致血管扩张，使血液里的液体流失到身体组织里。

● 心脏衰竭。如果心肌衰竭就无法继续保持人体正常的血液循环了。

休克的症状

● 由于皮肤中的血管被"关闭"了，所以伤者皮肤呈白色且冰冷。

● 由于心脏试图保持体内循环系统的运作，所以伤者脉搏跳动迅速。

- 由于心脏跳动无力，所以脉搏微弱。

- 由于对大脑和肌肉的血液供应减少，所以伤者有眩晕和虚弱的感觉。

- 由于血液里没有足够的氧气，所以伤者呼吸非常困难。

- 由于血液里的液体流失，所以伤者感觉非常口渴。

- 由于向大脑提供的血液量减少，伤者可能会出现昏迷现象。

急救目标

急救人员要做的工作就是采取措施防止伤者出现更严重的休克现象，使伤者能够有效利用可获得的有限的血液进行血液循环。

如何防止伤者出现更严重的休克现象

①急救人员亲自或让现场的其他人打电话叫救护车。②让伤者平躺在地板上，使头部一端处于较低的位置，利用地心引力帮助血液流向大脑，尽量不要让伤者移动，降低心跳频率（图a）。③为伤口止血。④安抚伤者。⑤解开紧绑在伤者身上的衣物。⑥将外套或毛毯折叠后放在伤者腿下，抬高腿部位置（图b）。让血液流向心脏。⑦用一件外套或一条毛毯盖在伤者身上（图c）。⑧大约每2分钟检查一次伤者的脉搏和呼吸。

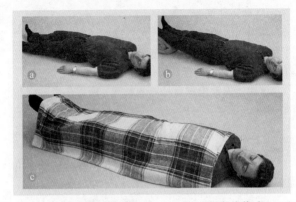

＊除非遇到特殊情况，否则不要移动伤者，以免加重伤者休克程度。

＊不要让伤者进食。

＊不要让伤者吸入烟雾。

＊不要用热水袋等给伤者取暖。这样做会使血液从身体的主要器官流向皮肤。

如果伤者想要呕吐，或者出现呼吸困难、昏迷等现象，应使伤者处于最有利于恢复呼吸的状态（图d）。

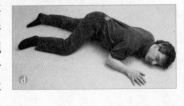

如果伤者停止了呼吸，急救人员应立刻对他实施人工呼吸，有必要的话可以同时对伤者实施胸部按压。

第四节 体温异常

人体本身有很好的调节体温的机制，正常情况下都能将人体内部的温度控制在一定范围内。但是如果人体长时间处于很高或很低的温度下，体内的温度调节机制可能无法继续将人体的温度控制在正常范围内。这便会使人体体温出现过高或过低的异常现象，如出现中暑或体温过低现象。

☆ 中暑

中暑是由于患者长时间暴露在高温下导致人体内的温度调节机制失灵造成的。人体体温从正常的37℃上升到41℃或者更高。此时，要想挽救患者的生命就必须尽快采取措施降低患者的体温。

中暑的症状

- 患者感觉无力、眩晕。
- 患者抱怨太热并感觉头痛。
- 患者皮肤干燥、发热。
- 患者脉搏跳动迅速而有力。
- 患者神志不清。
- 患者出现昏迷症状。

中暑的急救措施

　　①寻求医疗救助并向对方说明事故详情。②使患者处于半躺半坐姿势。③脱去患者的所有衣物。④用冰凉的湿布包裹患者。⑤不断用凉水泼洒包裹在患者身上的布，使布保持潮湿。⑥对着布扇风，使水汽蒸发，加速降低患者的体温。⑦当患者的皮肤变凉或者温度下降到38℃时停止以上急救措施。⑧小心患者体温可能会回升，有必要时重复步骤4～6。

　　＊如果患者昏迷，使其处于利于恢复呼吸的状态后再为其降温。然后检查患者的呼吸和脉搏。

☆ 中暑衰竭

　　中暑衰竭是由于人体内的水分或盐过分流失导致的。中暑衰竭有以下症状。

中暑衰竭的症状

- 皮肤苍白、湿冷。
- 身体虚弱。
- 眩晕。
- 头痛。
- 恶心。
- 肌肉痉挛。
- 脉搏跳动迅速。

• 呼吸微弱而急促。

中暑衰竭的急救措施

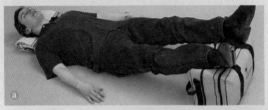

①让患者平躺在阴凉的地方。②抬高患者的双腿（图a）。③让患者不断喝淡盐水（按1升水放半汤匙盐的比例）（图b），直到患者的情况有所好转。④打电话寻求医疗救助。

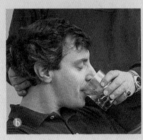

针对昏迷的患者

如果患者昏迷，使其处于最利于恢复呼吸的状态，然后打电话叫救护车。

☆ 体温过低

体温过低是指人体体温下降到正常体温 37℃ 以下。如果因吹冷风等原因使温度不停地下降，那么人体就无法自行产生热量（如身体颤抖保持体温）。老年人或比较虚弱的人，尤其是瘦弱、劳累和饥饿的人待在温度很低或没有保暖设备的屋子里就容易发生体温过低现象。

体温过低的症状

- 患者身体一开始会颤抖，然后就不再颤抖。
- 患者皮肤冰冷、干燥。
- 患者脉搏跳动缓慢。
- 患者呼吸频率很低。
- 患者体温下降到35℃以下。
- 一开始患者会昏昏欲睡，然后出现昏迷现象。
- 患者可能出现心跳停止现象。

急救目标

急救人员的主要目标就是尽快让患者的身体暖和起来。即使患者看起来已经没救了，也不要放弃采取急救措施。人体体温过低不会导致大脑在短时间内低氧，所以此时患者存活的概率比一般情况下心搏停止的存活概率大。

在野外如何对体温过低的患者实施急救

①寻找医疗救助。②尽快将患者带到室内或能避风的地方。③用睡袋或其他隔热物盖住患者。④和患者躺在一起，用自己的体温温暖患者。⑤检查患者的体温。⑥检查患者的脉搏。⑦在条件允许的情况下，为患者提供一些热的食物和饮料。

在室内如何对体温过低的患者实施急救

　　①寻找医疗救助。②如果患者神志清醒且没有受到其他伤害，就直接将他放到温暖的床上，用被子将患者头部（非面部）也盖住。③为患者提供一些热的食物及饮料。

　　如果患者已经昏迷，急救人员应该对他实施嘴对嘴的人工呼吸和胸部按压。

　　＊不要擦拭患者的四肢或让患者做大量运动。

　　＊不要让患者喝酒，因为酒精有散热作用。

　　＊不要让患者泡进热水里或用热水袋取暖。这样做会让血液从人体的主要器官转移到皮肤表层的血管里。

☆ 冻伤

　　冻伤非常危险，因为它会冻结人体内的血管，阻断被冻部位的血液流通，最后导致被冻部位发生坏疽。

　　身体凸出的部位，如鼻尖、手指头和脚指头等最容易发生冻伤。被冻伤的身体部位一开始会变冷、变硬、发白，然后就会发红、肿胀。

冻伤的急救措施

　　①将伤者转移到能避风的地方。②用 40℃的温水浸泡伤者被冻伤的部位。③送伤者去医院接受医疗诊断。

＊应该避免把冻伤的部位一直浸泡在水里，也不要去搓揉。

☆ 骨折

骨折的原因、部位与症状 >>

人体任何部位的骨头都可能因为各种原因导致骨折，如直接的暴力行为、弯曲或扭曲、过分用力、用力按压骨骼外的肌肉或一些会对骨骼造成伤害的疾病等。相对于年轻人的骨骼来说，老化的骨骼更容易断裂，所以老年人常常会发生骨折。

有些部位的骨折比较常见。下图列出了最容易发生骨折的一些身体部位。

易骨折部位
- a. 头骨
- b. 锁骨
- c. 肋骨
- d. 肘
- e. 骨盆
- f. 股骨颈
- g. 股骨干
- h. 脚踝
- i. 鼻骨、下颌骨和颧骨
- j. 胸骨
- k. 肱骨
- l. 脊柱
- m. 尺骨和桡骨
- n. 手腕
- o. 脚趾和手指
- p. 髌骨
- q. 胫骨和腓骨

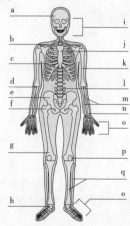

骨折的征兆与迹象

• 受到触碰会疼痛难忍（图a）。

• 受伤部位发生肿胀、瘀伤（图b）和变形现象（如骨骼线条不规则或发生骨折的手脚比平时短等）（图c）。

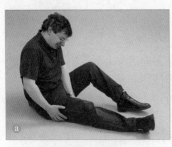

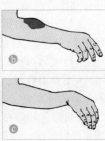

• 伤者行动不便。

• 受伤的部位无法像以前一样正常活动或无法活动。

• 行动时骨头内有摩擦的感觉。

• 伤者可能会出现休克症状。

＊除非遇到特殊情况，如现场有危险等，否则不要搬动骨折的伤者。

＊不要试图检测伤者的骨折程度，否则会对伤者造成进一步伤害。

固定和处理骨折部位 >>

基本要点

• 尽量避免触碰伤者骨折的部位。

• 对于腿部受伤的人，只有情况非常紧急时才可以移动伤者。

• 检查伤者骨折处的脉搏。如果骨折处已经没有脉搏，说明伤者伤势比较严重。

• 打电话叫救护车并向医务人员说明事故详情。

• 不要擅自对伤者使用简易夹板等，因为专业医务人员会带来更专业的医疗器械。

• 可以先用纱布垫或悬带等为伤者骨折的手臂或颈部提供支撑，使伤者感觉更舒适。

• 开放骨折需要特别注意。

• 脖子或脊柱发生骨折非常危险，所以必须谨慎处理。

• 如果不得不使用简易夹板，切记不要立即固定伤者的骨折部位，除非是为了防止骨折部位的关节活动。

• 小心地在骨折部位放上纱布垫，但不要用力按压，除非是为了止血。

• 如果腿骨骨折，可以在用纱布垫等将腿部包扎好后再将两条腿用绷带等捆扎固定。

• 肋骨骨折可能会刺穿胸膜，导致空气进入。此时必须立刻缝合伤口，否则可能导致伤者死亡。缝合后再用棉垫牢固包扎伤口。

闭合骨折和开放骨折 >>

闭合骨折的症状
- 骨折处的皮肤未破损，骨头未突出于皮肤。
- 骨折处肿胀。

闭合骨折的急救措施

　　①打电话叫救护车。②如果伤者大量流血，尝试按压伤口止血（图 a）。③缝合伤口并止血。④用干净的纱布垫或手帕等物覆盖伤口，最好用消毒纱布（图 b）。⑤再用绷带包扎好伤口（图 c）。⑥使骨折部位固定不动，然后送伤者去医院。

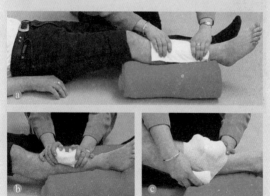

开放骨折的症状

- 通常骨折部位都会有伤口。
- 从伤口外能够看见突出的骨头末端。

开放骨折的急救措施

　　①用消毒纱布或一块干净的衣物等包扎伤口（图a）。②在纱布外层放一块纱布垫，盖住伤口四周，高度必须超过突出的骨头。③将绷带呈对角线放置，安全地包扎好伤口（图b）。④使受伤部位固定不动。⑤将伤者送往医院。

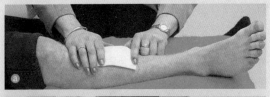

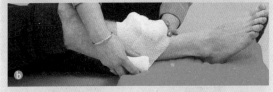

　　＊不要把绷带捆得太紧，否则会阻碍伤者体内血液循环。

　　＊在实施以上急救措施时，用手托住伤者受伤的部位，避免触动受伤的骨骼。

　　＊要始终小心，不要触动伤者骨折部位。急救

人员可以用手托住伤者受伤的
部位。

脖子与脊骨

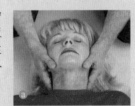

a 脖子

b 脊柱

颈部骨折 >>

颈部骨折
- 伤者脖子僵硬。
- 伤者的手臂和腿可能无法
活动。

固定和处理骨折的颈部

①立刻打电话叫救护
车。②让伤者平躺在地板
上。③安抚伤者。④蹲在
伤者头部后上方，双手分
别盖住伤者的耳朵两侧，
将伤者的头摆正（图a）。
⑤用报纸等物制作一个牢固的颈套套在伤者脖子上，
然后仍用双手扶正伤者的头。

颈套制作与使用

这项工作需要两名
急救人员共同完成。颈套
必须同时适用于坐着的
伤者和躺着的伤者。①将
报纸平铺在一件展开的
衣服里，再将它们一起卷

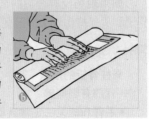

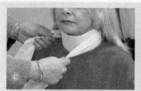
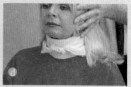

起来（图b）。②将颈套中间部位放在伤者下巴下，然后缠绕在伤者的脖子上（图c）。③在正面系一个结将颈套两端连接起来（图d）。④检查伤者呼吸。

　　*除非在涉及伤者生命安全的情况下，否则不要轻易移动伤者，因为移动不当的话可能导致伤者终生瘫痪，甚至死亡。

　　*除非伤者的呼吸道梗阻或没有了呼吸与脉搏，否则不要试图脱去伤者头上已经破碎的安全帽。如何脱去伤者头上破碎的安全帽可参考前文。

　　*在给伤者戴颈套的过程中要始终保证伤者的头部是挺直的。

　　*不要将伤者的脖子缠绕得过紧。

　　如果现场没有合适的纸张，就用手托住伤者的脖子和头保持伤者头部挺直，直到医务人员到达。

脊柱骨折 >>

脊柱骨折的症状
- 背部有剧痛感。
- 手臂和腿无法正常活动。

• 骨折以下部位有麻刺感或失去知觉。

固定和处理骨折的脊柱

这项工作需要两名急救人员共同完成。①让伤者保持身体不动。②检查伤者的呼吸和脉搏是否正常。③立刻打电话叫救护车。④其中一个急救人员蹲在伤者头部后上方，双手分别盖住伤者耳朵两侧，将伤者的头摆正（图 a）。⑤将卷起的衣物放在伤者身体两侧，支撑伤者的身体（图 b）。⑥在伤者两腿之间放上软垫，将伤者臀部、大腿和脚踝处捆绑起来，使两腿并拢（图 c）。⑦如果伤者出现呕吐症状，将其翻转到有利于脊柱恢复的状态。⑧确保伤者呼吸道通畅。⑨让伤者一直躺着不动，并将其送往医院。

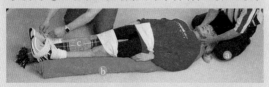

*除非涉及伤者的生命安全，否则不要轻易移动伤者。因为移动不当的话可能会导致伤者终生瘫痪，甚至死亡。

有利于脊柱恢复的最佳状态

该方法只适用于已经昏迷的伤者。①这项工作需要 6 个人共同完成。一个人保持伤者的头、脖子和身体的正面始终处于同一水平线上，避免对伤者造成进一步伤害，同时指挥其他人的行动（图a）。②其中3个人跪在伤者身体一侧，另外两个人跪在伤者身体的另一侧。③为伤者戴颈套。④小心地将伤者的一只手臂举起，同时把身体翻转成侧躺状态，使举起的手臂压在侧躺的身体下方，另外两个人小心地保护伤者，防止在翻动过程中扭伤伤者的脊柱（图b）。⑤将伤者身下的那只手臂移到他的头部下方，并拉直伤者的脖子（图c）。弯曲处于上方的一条腿并使膝盖贴近地面，脚置于在下方的那条腿的小腿上（图d）。继续保持伤者的头、脖子和身体正面处于同一水平线上。

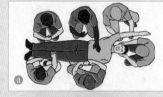

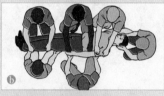

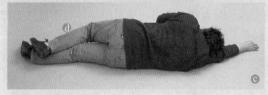

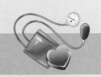

第 4 章 创伤急救

创伤是由于各种致伤的外力施于人体，造成的人体组织损伤和功能障碍，创伤轻者造成体表损伤，引起疼痛和出血；重者损伤心、肺、脑、肝等重要器官而危及生命。现代创伤以严重创伤、多发伤和群体伤为特点，所以，创伤的现场急救要求快捷、正确、有效。只有正确有效的现场医疗救援才能挽救伤病员的生命，减轻伤病员的痛苦并防止损伤的进一步加重。

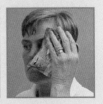

第一节 骨、关节、软组织创伤急救

☆ 肩关节脱位

肩关节脱位最常见，约占全身关节脱位的50%，这与肩关节的解剖和生理特点有关，如肱骨头大、关节盂浅而小、关节囊松弛等。

【病因】>>

肩关节脱位按肱骨头的位置分为前脱位和后脱位。一般情况肩关节前脱位者很多见，常因间接暴力所致，如跌倒时上肢外展外旋，手掌或肘部着地，外力沿肱骨纵轴向上冲击，肱骨头自肩胛下肌和大圆肌之间薄弱部撕脱关节囊，向前下脱出，形成前脱位。后脱位很少见，多由肩关节受到由前向后的暴力作用或在肩关节内收内旋位跌倒时手部着地引起。

【症状】>>

其症状主要表现为：肩部疼痛、肿胀和功能障碍，伤肢呈弹性固定于轻度外展内旋位，肘屈曲，用健侧手托住患侧前臂。外观呈"方肩"畸形，肩峰明显突出，肩峰下空虚。

【急救方法】>>

双手握住患肢腕部，足跟置于患侧腋窝，两手用稳定持续的力量牵引中足跟向外推挤肱骨头，同时旋转，内收上臂即可复位。复位时可听到响声。复位后，毛巾折叠为三角形并托起前臂将上臂固定在胸臂上3周。当复位无法达到理想效果时，应迅速送往医院治疗。

【注意事项】>>

（1）检查病人时，应注意是否骨折，是否有神经、血管损伤。必要时可做X线拍片检查。

（2）复位后的固定时间要充分。不能过早地活动肩关节。

（3）注意肩关节脱位与肱骨外踝骨折的区别，以免误诊导致治疗上的错误。怀疑有骨折时，应去医院诊查。

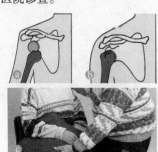

脱臼的急救措施
①使伤者脱臼的手臂处于最舒适的位置。②用一个枕头或坐垫托起胳膊，或用悬带或绷带吊起手臂，将受伤的手臂固定起来（图c）。③将伤者送往医院。

☆ 肘关节脱位

正常肘关节由肱尺、肱桡和尺桡上关节组成，其屈伸活动主要靠肱尺关节进行。肘关节后部关节囊及韧带较薄弱，容易发生后脱位。

【病因】>>

由传达暴力和杠杆作用所造成。跌倒时用手撑地，关节在半伸直位，作用力沿尺、桡骨长轴向上传导，由尺、桡骨上端向近侧冲击，并向上后方移位。当传达暴力使肘关节过度后伸时，尺骨鹰嘴冲击肱骨下端的鹰嘴窝，产生一种有力的杠杆作用，使止于喙突上的肱前肌和肘关节囊前壁不幸撕裂。

【症状】>>

症状表现为肘部明显畸形，肘窝部饱满，前臂外观变短，尺骨鹰嘴后突，肘后部空虚和凹陷。关节弹性固定于120°～140°，只有微小的被动活动度。肘后骨性标志关系改变，在正常情况下肘伸直位时，尺骨鹰嘴和肱骨内、外上髁三点呈一直线，屈肘时则呈一等腰三角形。脱位时上述三角关系被破坏，肱骨上髁骨折时三角关系依然保持正常，这是鉴别肘关节脱位与肱骨上髁骨折的要点。

【急救方法】 >>

可用健侧手臂解开衣扣，将衣襟从下向上兜住伤肢前臂，系在领口上，使伤肢肘关节呈半屈曲位固定在前胸部，再前往医院治疗。

若救助人员不能判断关节脱位是否合并骨折时，不要轻易实施肘关节脱位手法复位，以防损伤血管和神经，可用三角巾将伤员伤肢呈半曲位悬吊固定在前胸部，送医院即可。

伤员呈坐位，助手握住上臂做对抗牵引。治疗者一手握患者腕部，向原有畸形方向持续牵引，另一只手手掌自肘前方向肱骨下端向后推压，其余四指在肘后将鹰嘴突向前提拉，即可使肘关节复位。

复位后将肘关节屈曲 90°，用三角巾悬吊于胸前，或用长石膏托固定。

【注意事项】 >>

复位前应检查有无尺神经损伤，复位时应先纠正侧方移位，有时要先将肘稍过伸牵引，以便使嵌在肱骨鹰嘴窝内的尺骨喙突脱出，再屈肘牵引复位。若合并肱骨内上髁骨折，肘关节复位后，肱骨内上髁多可随之复位，但有时骨折片嵌入肱尺关节间隙，这种情况下可高度外展前臂，利用屈肌的牵拉作用将骨折片拉出。

复位后，用石膏或夹板将肘固定于屈曲 90° 位，

3～4周后去除固定，逐渐练习关节自动活动。要防止被动牵拉，以免引起骨化肌炎。

肘关节脱位合并肱骨内上髁骨折或桡骨小头骨折且手法复位失败者，可行手术复位，成人可作桡骨小头切除。

☆ 手部软组织损伤

【病因】>>

（1）被植物刺尖扎伤。
（2）被重物砸伤。
（3）手指切割伤。
（4）手指被重物或机械碾压伤。

【症状】>>

局部肿胀、疼痛、出血、青紫等。

【急救方法】>>

（1）手部扎伤者清洗伤指，涂红药水或紫药水，如留有断刺应剔出。
（2）手指砸伤者，无皮肤破损，可贴敷消炎止痛膏，或用冷毛巾敷。
（3）手指切割伤者，小伤口用盐水或凉开水清洗后，涂红药水并包扎，同时预防感染，去医院注射破伤风抗毒素。伤口大者应送医院救治。

（4）手指被重物或机械碾压且疼痛、肿胀时，怀疑有骨折，应及时将伤指用干净布料包裹后，及时送医院诊治。

☆ 头部软组织损伤

【病因】>>

头部损伤比较常见，多因车祸、事故、建筑物倒塌、暴力打击等原因所致。

【症状】>>

头皮损伤未破时有血肿，伤及表层头皮时有少量渗血，伴有头痛、头晕、恶心、呕吐等症。

【急救准备工作】>>

（1）应让伤者安静卧床，头不要乱动。有伤口时应清创、压迫止血、包扎伤口。

（2）头部轻微的伤害也易出血，因此采取直接压迫止血法。

（3）要注意观察病人病情，当出现下述情况之一时就应立即送医院治疗。

①轻微伤却失去意识的病人。

②眼睛周围、鼻子、耳朵有出血现象的病人。

（4）要注意患者的受伤部位，对意识状态、面容表情、出血量的多少，做出正确的判断。多脏器损伤往往造成死亡。

【急救方法】>>

（1）如呼吸心搏骤停应做心、肺、脑复苏（做人工呼吸、胸外心脏按压），建立通畅的呼吸。

（2）如有出血，应用止血带或指压止血。

（3）如有休克症状，速送医院抢治。

☆ 踝关节扭伤

【病因】>>

踝关节（即脚脖子）扭伤，是日常生活中常遇到的扭伤之一。当下台阶，跳高，或在高低不平的路上跑步、行走时常发生。

【症状】>>

主要症状有踝关节外侧疼痛、肿胀，皮下有瘀血斑及行走困难。足内翻时疼痛加剧，而足外翻时则无疼痛。严重者韧带断裂，踝关节脱臼或骨折。

【急救方法】>>

止痛：患肢抬高，局部冷敷，以减少疼痛和肿胀。

亦可贴狗皮膏、活血消肿膏，并用绷带包扎，限制踝关节活动。

内服药：口服跌打丸、七厘散、云南白药等。

医院治疗：韧带完全断裂、脱臼和骨折时应到医院诊治，用石膏固定 4～6 周。病愈后为防止反复受伤，可将鞋跟外侧加 1 厘米，防足内翻。

☆ 急性腰扭伤

【病因】>>

急性腰扭伤多由搬动重物、翻身取物、抬提重物时，肌肉神经运动不协调，用力过猛所致。

【症状】>>

（1）疼痛：常由腰背筋膜、髂腰韧带、骶髂关节及骶棘肌等撕裂而发生。

（2）出血：上述组织周围有出血、水肿等。

（3）腰活动受限：有的当时疼痛难忍，有的次晨才开始疼痛。翻身困难，步态缓慢，腰活动受限。

（4）局部压痛：腰部肌肉紧缩、痉挛，有明显压痛点，多在第四、五腰椎横突与髂骨之间，或腰骶部中线等处。

【急救方法】>>

（1）休息：静卧硬板床，腰两侧用枕头（或沙袋）挤挡，使其少动、安静。双手自抱双膝，可以减轻疼痛。

（2）热敷：局部热敷，可增进血液循环，加速水肿、血肿的吸收。

（3）按摩：采用"揉按"使腰肌松弛，重压腰三角等手法，每日2次，每次20～30分钟。

（4）封闭：有明显压痛点时用2%普鲁卡因溶液5～10毫升，加醋酸泼尼松25毫升，痛点注射。有的一针即可止痛。

【日常预防】>>

疼痛大减时，很快进行腰肌锻炼，防止肌肉、韧带粘连和由急性转为慢性。平日要加强腰部锻炼，增强肌力，防止复发。抓举重物时，先两脚张开再弯伸腰，待姿势稳定后再提重物。

☆ 坠落伤

坠落伤往往造成人体的多部位、多脏器损伤。应对伤情做出迅速正确的判断，并采取相应的急救处理措施。

【病因】>>

从高处坠落后，机体受到机械力冲撞造成组织损伤。常见的有脊髓损伤、脑损伤、骨折与破裂挫伤、扭伤、关节脱位和内脏破裂等，常为两种以上的复合伤。相同高度、重力，在垂直接触机体表面时创伤最重。

【判断】>>

（1）外伤史，患者有从高处坠落伤史，伤后出现不同程度的机体损伤。

（2）观察患者的四大生命体征，然后检查受伤部位和其他方面的变化。闭合伤较开放性损伤检查困难，但内脏器官的损伤往往是院外急救的难点。

（3）要注意患者的受伤部位，对意识状态、面容表情、出血量的多少，做出正确的判断。多脏器损伤往往造成死亡。

【急救方法】>>

（1）如呼吸心搏骤停，应做心、肺、脑复苏（做人工呼吸、胸外心脏按压），建立通畅的呼吸。

（2）如有出血，应用止血带或指压止血。

（3）如有休克症状，速送医院抢治。

☆ 膝关节韧带拉伤

【病因】>>

由于外力使膝关节活动超出正常生理范围，造成关节周围的韧带拉伤、部分断裂或完全断裂。

【症状】>>

膝关节韧带拉伤一般表现为，膝盖内部有肿胀感，行动时感到疼痛，肢体活动受限。有皮下出血的可看见青紫区。

【急救方法】>>

（1）韧带和肌肉拉伤之初，受伤部位会出现红肿、充血的症状，此时要马上停止运动，尽量不让受伤腿承重，避免伤势加重。

（2）用冰块袋进行冷敷处理，以缓解疼痛和肿胀症状，每次冷敷 15 分钟左右，每天 3 次。

（3）用透气性好的绷带对伤处进行包扎，这可以缓解瘀血症状，绷带的松紧度要适中；同时抬高病患处，避免瘀血。

【注意事项】>>

（1）不可因为疼痛而自行揉搓伤处，以免加重伤势。

（2）实行急救方法之后，应尽早接受正式的治疗，以免延误病情，导致病程加长或者治愈后留下后遗症。

☆ 颞下颌关节脱位

下颌骨髁状突运动时如超越正常限度，脱出关节凹而不能自行回复体位，即为颞下颌关节脱位。临床上多为前方脱位，可以发生于单侧或双侧。

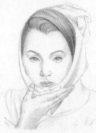

下颌兜式包扎法

【病因】>>

颞下颌关节前脱位常因突然张口过大，如大笑、打呵欠或因张口过久而引起。在做口咽部检查或手术时，使用开口器过度，也可能会使髁状突脱离关节凹、移位于关节结构之前而发生脱位。先天性关节发育不良也会导致习惯性脱位。

【症状】>>

症状表现为：患者出现耳前关节疼痛、不适、水肿，下颌运动异常，呈开口状态而不能闭合。语言不清，唾液外流，咀嚼、吞咽困难。下颌前伸，颏部下移，面形相应变长。触诊时耳屏前可扪到凹陷区。单侧前脱位时，下颌微向前伸，颏部中线偏向健侧。

【急救方法】>>

用手按住耳前关节区，用温热毛巾热敷，以缓解紧张肌肉。与患者交谈，分散注意力，让其肌肉放松，用大拇指伸入后磨牙区，其余四指置于口外下颌骨下缘。大拇指向下，其余四指托下颌前部向上。待大拇指感觉已经压下下颌骨后部后，用力使下颌向后上方推移即可复位。

【注意事项】>>

复位后一定要按规定时间保持固定。因为复位后病人会明显感觉疼痛减轻并消失而误以为病已痊愈，不愿固定，结果反而延长康复时间。固定后，必须让患者做肌肉功能练习。有些病人在固定期不敢活动，担心无法恢复，这同样会延长康复时间。

第一次脱位务必完全治愈，否则容易再脱位，导致关节囊损伤得不到完全修复形成习惯性脱位。一旦形成习惯性脱位，以后稍有外伤就会同第一次脱位一样再度发生脱位。

☆ 创伤性气胸与血胸

【创伤性气胸的急救】>>

　　因外伤使支气管断裂或伤口直通胸膜腔时，空气也随之进入胸膜腔而引起气胸。气胸分为闭合性、开放性、张力性三种，其判断与急救方法见下表。

【创伤性血胸的急救】>>

　　创伤性的血胸多由肺、肋间以及大血管出血聚积在胸膜腔，常与气胸并存，可在很短时间内发生失血性休克而死亡。

　　小量出血自己可以吸收。大量出血应立即送医院或急救站抢救。

创伤性气胸的判断与急救

分类	判断	急救
闭合性	小量气入胸腔，症状不明显。大量气入时，有胸闷，胸痛，气促，用手拍打患胸有"嘭嘭"声	小量气胸无须治疗，可自愈
开放性	病人呼吸困难，促迫，如伤口直通胸膜腔，呼吸时有气体出入的"嘭嘭"声	同多发性肋骨骨折急救。至于胸腔穿刺、输血、补液、吸氧、清创，纠正休克、防止感染以及可疑内脏损伤、止血、开胸探查等由医院执行
张力性	多见肺或支气管破裂并与胸膜腔相通而发病。可见伤侧胸部胀满，肋骨间隔加大，呼吸幅度降低，并有皮下气肿，用手拍胸有高声鼓音。呼吸极度困难，病人取坐位，烦躁不安、昏迷等	张力性气胸应立即送医院急救。如有条件时，可在伤侧锁骨正中下（相当第二肋间）插入一粗针头到胸膜腔内，即能将胸腔的气排出（最好在医护指导下进行），同时立即请医生来急救

第二节 五官损伤急救

☆ 鼻外伤

鼻突出于面部中央，易遭受撞击或跌碰而致外伤。外力作用的大小、程度及方向不同，所致损伤的程度各异。

【病因】>>

多为直接暴力所致，如拳击鼻部、面向下跌倒、撞击。

【症状】>>

（1）单纯局限于鼻骨，伴有周围的骨组织，如鼻中隔等骨折。

（2）鼻部疼痛、出血，颜面及鼻部皮下瘀血。

（3）鼻塞骨折可致颜面畸形，咬颌错位。如伤及颅底可产生脑脊液鼻漏，嗅觉丧失。

（4）伤及鼻中隔可使软骨脱位，偏斜于一侧鼻腔，或形成鼻中隔血肿，阻塞鼻腔。

（5）鼻部触诊可触及骨摩擦音，或骨折线，局部压痛明显。

【急救方法】>>

血量小时，可让病人坐下，用拇指和食指紧紧地压住病人的两侧鼻翼，压向鼻中隔部，暂让病人用嘴呼吸。一般压迫5～10分钟左右，出血即可止住。可在病人前额部敷以冷水毛巾。出血量大且用上述方法不能止住出血时，可采用压迫填塞的方法止血。用脱脂棉卷成如鼻孔粗细的条状，向鼻腔充填。若填塞太松，则无法达到止血的目的。

【注意事项】>>

捏鼻止血时，病人要张大嘴呼吸，头不要过分后仰，以免血液流入喉中。鼻外伤者须注意有否合并颅底骨折。伤口应彻底清创，缝合时尽量保存正常组织，术后积极预防感染，以减少继发之畸形及功能障碍。出血期间不要吃辛辣食物，不饮酒。习

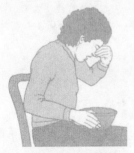

坐下并且头向前倾

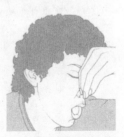

捏住鼻子

惯性鼻衄者平时也少吃辛辣刺激性食物,减少烟酒。如反复鼻出血,并有鼻腔通气受阻或有腥臭味,应到医院就诊。

☆ 眼睛碰伤

【病因】>>

眼睛是心灵的窗户,同时也是人体的暴露器官,如稍不注意就可遭受外伤。

(1)钝性外力撞击,如球类、弹弓丸、石块、拳头、树枝等对眼球造成直接损害。

(2)锐利或高速飞溅物穿破眼球壁引起穿透性损伤,如生产中敲击金属等误伤。

【症状】>>

因暴力的大小、受伤的轻重不同,症状也不同。患者一般有眼部疼痛、畏光、流泪,重者可有视力障碍,如看不清东西或复视,甚至失明,伴有头痛、头晕等。

眼圈瘀青的治疗措施

①眼睛受伤后立即用冷敷袋(一袋冰豌豆等)冷敷眼睛周围皮肤(图b),可以减轻瘀血程度。②立刻检查受伤眼睛的视力状况。③如果感觉视力有损伤,可以用手指轻轻拨开眼皮(图c),对比两

只眼睛的视觉是否有差异。④上下左右转动两只眼睛，然后再检查眼睛的视觉状况。

【急救方法】>>

（1）轻者早期用冷敷，1～2天后改为热敷。眼部滴氯霉素或利福平眼药水预防感染。

（2）角膜轻微擦伤，涂红霉素眼膏或金霉素眼膏，并包扎患眼。

（3）如伤情严重，发生眼球出血、瞳孔散大或变形，眼内容物脱出等症状时，首先用清洁的布将眼部包扎起来，快速送医院抢救。

☆ 眼球伤

【病因】>>

眼部常因外物打击，如石块、拳头、木棒或尖刀、尖棍等受伤，擦伤或贯通伤后，眼球破裂，内容物流出，有的眼球未破，但球内组织已经损伤。不论哪种眼部外伤，常可造成不良后果，常见的是角膜穿孔伤。

【症状】>>

眼球伤后轻则畏光、流泪、眼睑痉挛；重则出血、疼痛，眼球内组织脱出，视力减退，视野缩小，容易感染而发生严重的后果，甚至失明等。

【急救方法】>>

（1）首要的是防感染，滴抗生素眼药水及注射破伤风抗毒素。

（2）千万不能挤压眼球，以防将内容物挤出加重病情。

（3）不能敞着伤口，如眼球内组织脱出不要送回，清洗伤口包扎好，以防感染，并速送医院抢治。

☆ 电光性眼炎

【病因】>>

电光性眼炎是因眼睛角膜上皮细胞和结膜吸收大量而强烈的紫外线所引起的急性炎症，可由长时间在冰雪、沙漠、盐田、广阔水面作业，行走时未带防护眼镜而引起，或太阳、紫外线灯等强烈紫外线的照射而致。

【症状】>>

潜伏期6~8小时，两眼突发热灼感和剧痛，伴畏光、流泪、眼睑痉挛，头痛，眼睑及面部皮肤潮红和灼痛感，眼睑部结膜充血、水肿。

【急救方法】>>

本病治疗关键是止痛、镇静和防感染。

（1）冷敷眼部，嘱患者闭眼，再用冷水毛巾敷于眼部。

（2）用新鲜人奶滴眼，每只病眼滴3~5滴，滴奶后不要立即睁眼，闭目3~5分钟，每隔2小时滴一次。

（3）局部选用氯霉素眼药水、红霉素眼膏等滴眼预防感染。

【注意事项】>>

人奶与眼药水及眼药膏不能同时滴入，应稍有间隔，治疗期间应戴有色眼镜。电光性眼炎关键还在预防。电焊工人要遵守操作规程，戴防护罩。大多数患者发病后1~3天内痊愈，一般不会造成永久性损害，但不要多次或长时间被紫外线致伤，以免引起慢性睑缘炎。

☆ 突发性耳聋

突发性耳聋常指素日听力正常，突然一耳听觉消失，多见于成人。

【病因】 >>

常因内耳外伤、感染、梅毒、药物中毒、听神经瘤引起，也有原因不明的突发性耳聋。感冒、疲劳、用力擤鼻涕，常可诱发本病。

【症状】 >>

病人自觉患耳胀满或堵塞感，有时有头晕。

【判断】 >>

耳聋：常在几小时或1周内加重，多见单侧，成年人偶有双侧者。耳内鼓膜多正常。患者骤然听到有"砰砰"或"咔嗒"声即发病。

耳鸣：耳鸣常于发病前或病后出现，多为阵发性高频声调。70%以上病者有此现象。

眩晕：常出现于耳聋前后，伴有恶心、呕吐、头痛。50%以上病者出现此现象。

【急救方法】>>

查明原因，对症治疗。

（1）使病人安静休息，情绪不要急躁。

（2）不要增加咽鼓管气压，不用力擤鼻涕。

（3）原因未明前应限制水和食盐的摄入量。

（4）病人情绪不稳定时，可口服安定 2.5 毫克 / 次，3 次 / 日。

（5）有条件可用抗生素、高压氧等。

（6）可用葛根片 3 次 / 日，3 片 / 次，口服。

【日常预防】>>

（1）预防耳外伤和感染。

（2）慎用链霉素、卡那霉素等以防中毒。

（3）如患有听神经瘤、梅毒等病，应及时治疗。

☆ 鼓膜破裂

【病因】>>

鼓膜是具有一定韧性的薄膜，位于外耳道深部，是人体声音传导系统的重要组成部分。多由掌击或爆炸的气浪冲击、挖耳、用力擤鼻、猛力咽鼓管吹张、医生操作不当、颞骨岩部骨折等鼓膜损伤。

【症状】>>

受伤后耳内突然剧痛，继之出现耳鸣、耳聋，伴有轻度眩晕、恶心、呕吐，外耳道内出血等症状。

【急救方法】>>

如耳内有异物或泥土，用棉棍蘸75%酒精或60度白酒轻轻擦拭外耳道口，然后用消毒棉球堵住外耳道口。

【注意事项】>>

（1）未经医生同意严禁往耳内滴药或冲洗外耳道，以免污染中耳引起中耳炎。

（2）注意洗脸、洗澡时不要让水进入耳内。

（3）颞骨岩部骨折引起的鼓膜破裂，则不要将外耳道堵塞，并及时到医院诊治。

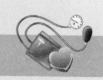

第 5 章 意外急救

生活总是充满了不确定性，意外和生活是相伴相随的。问题是：碰到了意外，你该如何面对？为了减少生活中意外伤害的程度，我们需要了解一些意外急救的知识。

第一节 家庭内外急救

☆ 手指切割伤

手指轻微割伤时，易清洗、包扎。但当伤口很深或很大，伤到肌肉或肌腱时，手指或手掌的活动便受到影响，这时应请医务人员处理。

【病因及症状】>>

（1）切割性锐器如刀片、切纸机等引起断指。

（2）旋转撕拉性断离。肢体被转动的机器齿轮、绳索等卷入。

（3）碾轧性断离。断肢由火车车轮、汽车等碾轧所致。

（4）利器及机械损伤者，创面整齐，离体完整，出血。

（5）碾轧性损伤者疼痛剧烈，肿胀，大面积出血，短时间出现失血性休克。

（6）浅的切割伤只伤及表皮，这种伤口，切口比较整齐，容易愈合。但是当伤口很大或者很深，伤到肌肉或者肌腱的时候，手的活动便会受到影响，这时应实行急救处理措施。

【急救方法】>>

（1）把被切断的部位用清洁的纱布紧紧包扎住，防止血液流失过多。

（2）用生理盐水清洗以使伤口清洁干净。用无菌纱布、衬垫或敷料覆盖伤口，然后压迫伤口使之闭合。

（3）将被切断的指头用绷带包住，置于有冰冻装置或有冰块的容器内。

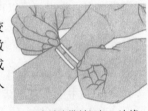

（4）用粘贴膏、胶带等固定伤口上第二块敷料。当发现伤口很大，或发现有感染时，请医务人员处理。

用外科胶带封闭切口边缘

【注意事项】>>

（1）如果出血较少且伤势并不严重，可在清洗之后，以创可贴覆于伤口。不主张在伤口上涂抹红药水或止血粉之类的药物，保持伤口干净即可。

（2）若伤口大且出血不止，应先止血，然后立刻赶往医院。具体止血方法：伤口处用干净纱布包扎，捏住手指根部两侧并且高举过心脏，因为此处的血管是分布在左右两侧的，采取这种手势能有效止住出血。使用橡皮止血带效果会更好，但要注意，每隔 20 ～ 30 分钟必须将止血带放松几分钟，否则容易引起手指缺血性坏死。

（3）受伤之后的 6 小时内进行手术比较容易成功，因为细胞还未死亡，还能进行生长的活动。

☆ 指甲受伤

指甲由位于软皮内侧指骨附近的甲床部位生长，从前端顶出来。指甲无论是脱落还是受到外伤，只要甲床存在，指甲就可以再生。在日常生活中，常有指甲被挤掉的意外事故发生，但更多的时候，经常因意外而发生指甲缝破裂出血的现象。

【急救方法】>>

（1）指甲如未完全脱落，不要强行将其剥离。可用冷毛巾冷却患处，使手指放在与心脏同高的位置，可以减轻疼痛。

（2）指甲被挤掉时，最重要的是防止细菌感染。应急处理时，要先把挤掉指甲的手指，用纱布、绷带包扎固定，再用冷袋冷敷。

（3）指甲缝破裂出血，可用蜂蜜兑一半温开水，搅匀，天天抹几次，就可逐渐治愈。假如指甲破裂者是球类运动员，在治疗期间需要继续打球，在打球之前一定要用橡皮膏将手指末节包 2～3 层，加以保护，打完球后立即去掉，以免引起感染。

（4）假如因外伤引起甲床下出血，血液未流出，使甲床根部隆起，疼痛难忍不能入睡时，可在近指甲根部用烧红的缝衣针扎一小孔，将积血排出，消毒后加压包扎指甲。

【注重事项】>>

（1）手指甲被挤掉后，万一是夜间不能去医院时，应对局部进行消毒，如家里有抗生素软膏，应涂上一层。第二天一定要去医院诊治。

（2）平时不要把指甲剪得太"秃"，否则会造成指甲缝破裂出血。

（3）有指甲破裂出血史的人，还应在日常的膳食中注重多吃些含维生素 A 比较多的食物，如白菜、萝卜、韭菜和猪肝等，以增加皮肤的弹性。

☆ 鱼骨刺喉

不少人在吃鱼的过程中会不小心将鱼刺卡在喉咙里，这会引起很多麻烦，甚至引起炎症而需长期求医。

【病因及症状】>>

（1）由于饮食不慎，误将鱼刺或其他骨类鲠于咽喉、食管，损伤肌肉，邪毒乘虚而入，气血凝滞，热毒熏蒸，以致咽喉肌膜产生红肿、腐烂、化脓成痈等病症。

（2）较小的骨鲠，仅有咽喉异物感，或吞咽疼痛。如刺伤肌膜血络，可见唾液中带血。

（3）较大的骨鲠，症状更为明显，有异物感，疼痛剧烈，吞咽困难。若骨鲠于喉头声门区，可引起呛咳、失音，甚至窒息。若骨类刺伤肌膜过久，可致患处气滞血瘀，甚则化热。

【急救方法】 >>

（1）用手指或筷子刺激咽后壁，诱发呕吐动作，以帮助排出咽部异物。

（2）用手电筒或台灯照亮口腔内部，用筷子或勺柄将舌面稍用力向下压，同时让患者发"啊"声，以便清晰地看到咽部的全部情况。

（3）若发现异物，可用长镊子或筷子夹住异物，轻轻地拔出即可。

（4）位置较深、拔出困难的鱼刺。应立即去医院，由医生处置。

【注意事项】 >>

（1）较大的或扎得较深的鱼刺，无论怎样做吞咽动作都会疼痛不减。喉咙的入口两边及四周如果均不见鱼刺，就应去医院治疗。

（2）当鱼刺卡在嗓子里时，不能让患者囫囵吞咽大块馒头、烙饼等食物。虽然有时这种方法可以把鱼刺除掉，但有时这种不恰当的处理方式，不仅没把鱼刺除掉，反而使其刺得更深，更不易取出，严重时感染发炎就更麻烦了。

（3）如果大口咽饭，鱼刺仍不掉时，自己就不要再动手。一定要到医院请医生诊治，这也是鱼刺刺伤时最恰当的处理方法。

☆ 老年人跌倒

老年人因肌腱、韧带萎缩、僵硬，影响了活动能力和对环境的适应能力，因此很容易跌倒。当遇到老年人跌倒时，不要迅速将其扶起，应先弄清楚跌倒原因。

【急救方法】>>

（1）观察病人的表情、神态，如神志清醒的，可询问跌倒的原因，然后给予帮助，再视情况送往医院。

（2）遇到昏迷或有语言障碍者，要立即打急救电话。

（3）碰到呕吐病人，应立即将其头部侧向一边，以防呕吐物返回流入呼吸道导致窒息。

（4）搬动病人时，要一人托头、胸部，一人托腰、臀部，一人托腿脚，动作宜缓慢平稳，不可急急忙忙。

【注意事项】>>

老年人跌倒不可急忙去拉扶。因为如果是中风或蛛网膜下腔出血倒地而匆忙扶起，只会加重出血症状；如果是脑供血不足引起的晕厥，病人应平卧，采取头低位，此时将其扶起反而会加重出血症状；心绞痛发作倒地时，别人慌忙去搬动扶起，病人会有恐惧感而加重病情；如跌倒发生骨折或关节脱臼，迅速拉扶会使损伤加重。

☆ 老年人噎食

老年人易发生气管食物阻塞，应引起人们的高度重视。

【病因及症状】>>

（1）咀嚼功能不良，大块食物尤其是肉类，不容易被嚼碎。

（2）在饮酒过量时，容易失去自控能力。

（3）老年人患食管病者较多，加上进餐时情绪激动，容易引起食管痉挛。

（4）老年人的脑血管病变发生率高，咽反射迟钝，容易造成吞咽动作不协调而噎食。

【急救方法】>>

（1）意识尚清醒的病人可采用立位或坐位，抢救者站在病人背后，双臂环抱病人，一手握拳，使拇指掌关节突出点顶住病人腹部正中线脐上部位，另一只手的手掌压在拳头上，连续快速向内、向上推压冲击 6～10 次（注意不要伤其肋骨）。

（2）昏迷倒地的病人采用仰卧位，抢救者骑跨在病人髋部，按上法推压冲击脐上部位。这样冲击上腹部，等于突然增大了腹内压力，可以抬高膈肌，使气道瞬间压力迅速加大，肺内空气被迫排出，使阻塞气管的食物（或其他异物）上移并被驱出。如果无效，隔几秒钟后，可重复操作一次，造成人为的咳嗽，将堵塞的食物团块冲出气道。

（3）如果发生食物阻塞气管时，旁边无人，或即使有人，病人往往已不能说话呼救，病人必须迅速利用两三分钟左右神志尚清醒的时间自救。此时可自己取立位姿势，下巴抬起，使气管变直，然后使腹部上端（剑突下，俗称心窝部）靠在一张椅子的背部顶端或桌子的边缘，或阳台栏杆转角，突然对胸腔上方猛力施加压力，也会使气管食物被冲出。

☆ 牙齿撞掉

生活中由于跌倒、碰撞或打击而使牙齿脱落的情况并不少见。遇到这种情况，千万不要将牙齿扔掉，因为现代口腔医学技术可以进行牙齿再植术，使牙齿回到原来的位置，继续发挥它的作用。脱落的牙齿如要再植，当然必须是完整的，而且必须保持脱落的牙齿潮湿。

【急救方法】>>

（1）用自来水将脱落的牙齿冲洗干净及时放回牙槽窝内，及时到医院就诊。

（2）将脱落的牙齿用自来水冲洗干净，放入自来水或生理盐水小瓶内，也可以放入牛奶内或用湿毛巾包起来迅速到医院就诊。

【注意事项】>>

用自来水冲洗牙齿时，不能用手或布擦洗牙根，脱落的牙齿也不能用纸、干布或棉布包着，防止损伤根及牙周膜。牙周膜的多少与再植成功率的高低有密切关系。如果脱落的牙带有周围的软组织或小块牙槽骨，切莫将它和牙齿分开，这样再植后可使牙齿获得更好的营养供给，效果会更好。

☆ 手脚扎刺

手脚扎刺后如果不及时挑出，很容易发炎化脓。如硬将刺取出，要破皮出血，又十分疼痛，挑刺也要讲究方法。

【急救方法】>>

（1）如果扎的是仙人掌或玫瑰之类的植物软刺，

可先用伤湿止痛膏贴在有刺部位，然后将该部位贴在电灯泡上加热，再快速将药膏揭去。这样，刺就被带出来了。

（2）如果扎的是铁刺，可先将有刺的皮肤表面用针挑出一条细缝，然后将磁铁放在"细缝"上，刺即被吸出。

（3）如果扎的是木刺或竹刺，可先在有刺部位滴上一滴风油精，然后用消过毒的针将刺轻轻挑出，既不痛又不出血，而且还不会发炎化脓。

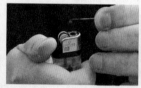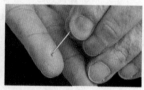

清除未完全没入皮肤的碎片。

☆ 触电

触电又称电伤，是指一定电流、静电通过人体，造成机体损伤或功能障碍，甚至死亡。

不懂安全用电常识，自行安装电器，家用电器漏电而用手接触开关、灯头、插头等都是引发触电的因素；或高压线因大风雪、火灾、地震、房屋倒塌等而断落在地，使得地面方圆10米内都有触电危险；救护时直接用手拉触电者也极其容易引起触电。

【急救方法】>>

（1）火速切断电源，立即拉下闸门或电源开关，拔掉插头，使触电者很快脱离电源。急救者利用竹竿、扁担、木棍、塑料制品、橡胶制品、皮制品挑开接触触电者的电源，使触电者迅速脱离电源。

（2）如触电者仍在漏电的机器上，应赶快用干燥的绝缘棉衣、棉被将触电者推拉开。

（3）未切断电源之前，抢救者切忌用自己的手直接去拉触电者，这样会导致自己也立即触电而伤，因为人体是导体，极易传电。

（4）确认触电者心跳停止时，急救者在用人工呼吸和胸外心脏按压后，才可使用强心剂。

（5）触电灼烧伤患者应合理包扎。在高空高压线触电抢救中，要注意再摔伤。

（6）急救者最好穿胶鞋，跳在木板上保护自身。心跳呼吸停止的触电者可静脉注射肾上腺素、异丙肾上腺素。血压低者可注射间羟胺、多巴胺。呼吸不规则者可注射尼可米、山梗菜碱。

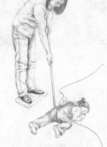

若触电者仍然和电源接触，却无法截断电源，切勿直接碰触，施救者可站于绝缘物体上用干木棍将触电者撬离电源。

☆ 晒伤皮肤

夏天，皮肤被阳光过度照射后的 2 ～ 6 小时内就会出现发炎症状。遇到这种情况后，用一些方法及时补救可以使皮肤在短时间内得以恢复。

当气温逐渐升高、太阳变得毒辣时，这样的天气待在户外的时间长了，肌肤容易出现红肿、刺痛、水疱、脱皮等现象，这是遭受阳光毒晒而留下的"纪念品"。肌肤晒伤后要尽快实施抢救，首先不再增加皮肤的负担，以舒缓、镇定发红发热的皮肤为先，适当使用温和、无刺激的保养品，才能加速细胞修护、再生，缓和皮肤晒伤的症状。

【皮肤晒红的急救】>>

皮肤被晒得红扑扑的，属于轻度晒伤，这时需用蘸了化妆水的化妆棉敷面。最好是不断交替敷面直至皮肤感到冰凉为止。另外，以面红的部位为中心，慢慢用化妆水、冰需用润肤露保湿。

【皮肤灼伤的急救】>>

当皮肤被强烈的阳光灼伤并感到皮肤的症状差不多已达到烫伤的地步的急救办法是采取冰敷，不要搽任何将化妆水放入冰箱冷却，然后取出已冷

第⑤章 意外急救

敷之。如果条件允许，还可用富含水分的面膜冷却敷面。

同样，手部和足部晒伤时，可用沾过冰水的毛巾包起冰块敷之，直到肌肤感觉舒服为止。

【皮肤疼痛的急救】>>

晒伤的皮肤得到缓解之后，为防止肌肤出现干涩、紧绷，甚至干裂无法上妆的现象，应及时补充水分。首先，在沐浴时用泡沫式敷面霜进行保湿，经过一段时间再冲洗掉。然后，用含保湿成分的润肤乳涂在面部，用手掌轻轻按压面部，以促进皮肤对水分的吸收。这样做几次后，皮肤即可恢复原有的保湿能力。

☆ 高处跌伤

……伤是指人在日常……，从高处
……部及鼻子等发……器官遭到
……块敷之。敷后

身体落地
皆安然无恙
血不止或昏

灼热不堪时，
……香，所以唯一
……护肤用品。可
……冷却的化妆水

【急救方法】>>

（1）创伤局部妥善包扎，但对疑是颅底骨折和脑脊液漏患者切忌做填塞，以免导致颅内感染。

（2）颌面部伤者首先应保持呼吸道畅通，撤除假牙，清除移位元的组织碎片、血凝块、口腔分泌物，同时松解伤员的颈、胸部纽扣。

（3）伤及血管、动脉干至骨骼的患者。直接在伤口上放置厚敷料，绷带加压包扎以不出血和不影响肢体血液循环为宜。

（4）有条件时可迅速给予静脉补液，补充血容量，并快速平稳地送医院救治。

☆ 掉下地铁站台

乘坐地铁时，若因拥挤或其他原因而掉下地铁站台是非常危险的。

【急救方法】>>

（1）乘客发现有人意外坠落，赶紧大声呼救并向工作人员示意，工作人员将采取措施停止向接触轨提供电力并及时救助。

（2）如果乘客坠落后看到有列车驶来，最有效的方法是立即紧贴里侧墙壁（因为带电的接触轨通常在靠近站台的一侧），注意使身体尽量紧贴墙壁以免列车刮到身体或衣物。在列车停车后，由地铁工作人员进行救助。

【注意事项】>>

看到列车已经驶来，万不可就地趴在两条铁轨之间的凹槽里，因为地铁和枕木之间没有足够的空间使人容身。

☆ 电梯被困

电梯给生活在城市的人们带来了不少方便，但如果电梯坏了，受困者应适当了解自救方法以获得救援。

【急救方法】>>

（1）保持镇定，并且安慰困在一起的人，向大家解释不会有危险，电梯不会掉下电梯槽。

（2）利用警钟或对讲机、手机求援，如无警钟或对讲机，手机又失灵时，可拍门叫喊；中怕手痛，可脱下鞋子敲打，请求立刻找人来营救。

（3）深夜或节假日被困在商业大厦的电梯，就有可能几小时甚至几天也没有人走近电梯。在这种情况下，最安全的做法是保持镇定，伺机求援。最好能忍受饥渴、闷热之苦，保住性命。注意倾听外面的动静，如有行人经过，设法引起他们的注意。如果不行，就等到上班时间再拍门呼救。

☆ 车祸现场

车祸所致的伤害大多是由紧急刹车、两车相撞所致。常见的车祸伤害有骨折、软组织挫裂伤、脑外伤、各种内脏器官损伤等。

当车祸发生后，应立即拨通 120 急救电话，报出事发地点、受伤人员及伤情，同时应根据具体情况对伤员进行现场急救。

现场抢救包括对心跳呼吸停止者在现场施行心肺复苏，实行伤口包扎等。

【急救方法】>>

（1）对出血多的伤口应包扎，有搏动性或喷涌状动脉出血不止时，可用指压法止血；或在出血肢体伤口的近端扎止血带，止血带应注明上带时间，并且每 20 分钟放松一次，以防肢体缺血性坏死。

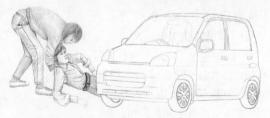

车祸，是当今社会人口死亡的四大原因之一。其伤害大体可分为减速伤、撞击伤、碾挫伤、压榨伤及跌扑伤等，其中以减速伤、撞击伤为多。

（2）就地取材固定骨折的肢体，防止折骨再损伤。

（3）若有胸壁浮动，应立即用衣物、棉垫等充填后适当加压包扎，以限制浮动；无法充填包扎时，使伤员卧向浮动胸壁，也可起到限制反常呼吸的效果。

（4）若有开放性胸部伤，立即取半卧位，对胸壁伤口应做严密封闭包扎。

☆ 割脉

割脉会引起大量出血，使肢体循环血量骤减，若延误抢救时间则会出现休克而死亡。如果遇到割脉者，不要过于惊慌失措，应该保持冷静，先拨打医院的120急救电话，在救护车还没到来之前对伤者给予一定的抢救措施。

【急救方法】>>

（1）迅速将无菌棉垫或消毒纱布多层压迫止血，或加压包扎伤口。

（2）加压包扎后出血仍不止者，应在心脏近端行止血带止血，或在血管搏动明显处采用血管钳止血。

（3）自杀者取头低足高位，以保证脑部和重要脏器的血液供应。

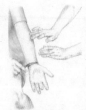

割脉可造成大量出血以致休克。

（4）送医院急救。

☆ 刎颈

　　刎颈造成颈部动静脉或气管、食管断裂，致脑部无血供应及过多失血而休克死亡。其中血管断裂远较气管断裂更为致命。

【急救方法】>>

　　（1）刎颈最重要的现场急救是止血，无论是动脉还是静脉破裂，均应迅速将无菌棉垫或消毒纱布多层压迫止血。
　　（2）若出血不多，而气管、食管破裂，则应及时擦尽血污或食物残渣等，防止从气管断裂处吸入气道而造成窒息。

☆ 游泳抽筋

　　抽筋，就是肌肉强直性的收缩。往往因过度疲劳，游泳过久或突然受冷水刺激造成。当发生抽筋时，应立即上岸擦干身体。如果在深水处因腿部抽筋剧烈而无法游回岸上时，应沉着镇静、呼人援救，或自己漂浮在水面上，控制抽筋部位，经过休息后，抽筋症状能自行缓解。此时，游泳者应上岸休息。

腿部抽筋时，仰面浮在水面，将抽筋部位的肌肉伸直，必要时用手拉直。待症状缓解后改用别种泳式游回岸边。

【急救方法】>>

抽筋的处理方法，通常根据产生的部位，分别进行处理。

（1）手指抽筋：将手握成拳头，然后用力张开，张开后，又迅速握拳，如此反复数次，至抽筋缓解为止。

（2）手掌抽筋：用另一手掌将抽筋手掌用力压向背侧并使之做震颤运动。

（3）手臂抽筋：将手握成拳头并尽量曲肘，然后再用力伸开，如此反复数次。

（4）腿肚子抽筋：抽筋最常见的是腿肚子抽筋。因腿脚离心脏远，最易受凉，故易发生过度收缩。腿肚子抽筋时，先吸一口气，仰浮水面，用抽筋对侧的手指握住抽筋的脚趾，向身体方向用力拉动，另一只手压在抽筋脚的膝盖上，此时膝关节要伸直。如一次不能解脱，可连做数次。

（5）腹直肌抽筋：腹直肌抽筋即腹部（胃部）

处抽筋，弯曲下肢靠近腹部，用手抱膝，随即向前伸直。

☆ 车辆落水

　　随着旅游季节的到来，携带家人开车外出旅游的机会也越来越多。需要注意的是，在山道上行驶要特别小心，以免发生落水意外。

　　现实生活中，尽管车辆落水的概率小之又小，但一旦落水，会因其特殊性导致非常低的人员生存

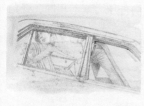
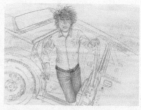

汽车引擎部位重，后座部位会翘起形成空气区域，爬到后座部位。

游泳出去。注意，上升时要慢慢呼气，否则会伤害肺脏。

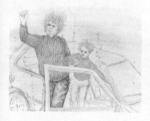

如果车内还有其他人，除按上述步骤操作外，还要手挽手游泳出去，以免使力量较弱者被水冲走，直到上岸为止。

率。因此，掌握车辆落水时的自救方法，对于经常驾车、乘车的人们来讲，具有重要的意义。

【急救方法】>>

（1）当汽车不慎落水时，因事件是瞬间发生，每一秒钟都非常珍贵，当事人千万不能慌张，尤其是不会水的人，首要的事就是通过车窗逃生。因为外部水的压力较大，可能这时已经很难打开车门，但不管是通过电动还是手摇，或是破坏的方式，一定要打开车窗，这样才有逃生的希望。

（2）因为水满了，车内外压力基本相同，开门是可以的。注意在车落水后，要马上打开电子锁，以备失灵。应用手动方式打开电子锁，即把插销用手拔开。如果有条件，可找大塑料袋套在头上，在脖子处匝紧，塑料袋内的空气可以存储够你上浮的氧气。

☆ 汽车玻璃碎裂

高速公路上行驶的汽车很容易发生各种突发状况，其中包括汽车玻璃碎裂。熟悉相应的急救方法可以及时缓解并解决类似情况的发生。

汽车在高速公路行驶时，挡风玻璃若遭遇到碎石撞击，可能会破碎。但因大多数挡风玻璃是以强化玻璃为材质，所以当时不会马上掉落，只会出现颗粒裂痕。遇到此状况，在现场者应冷静，采取相应的应对措施。

【急救方法】>>

（1）如果发生这种紧急情况，必须降低车速，并尽快驶离车道，同时保持镇定，不要突然转动方向盘，或过分用力制动，此时驾驶员要及时根据挡风玻璃破裂时的交通情况，用适当的力度踩下制动踏板，尽快把车驶至路旁。

（2）如有应急用的挡风玻璃，当然换上最好。若要在无挡风玻璃的情况下继续行驶，则要把碎裂的挡风玻璃敲下来并把所有车窗关紧之后才可开车。但不要加快车速，否则车内气压可能会把后窗玻璃压迫得飞脱出去。

（3）若玻璃破碎情况严重，则应立刻减速慢行，停到路边，等待救援。

☆ 行驶中汽油不够

对于喜欢自驾旅游的人来说，最大的快乐莫过于驾车驰骋在青山绿水间那份自由的感觉。但是要想拥有这种快乐，在自驾游之前做好汽油的检查工作尤为重要。

长途旅游之前，首先要做好油路的检查。发动车后，看看从油箱到化油器之间的连接管子有没有湿的地方，如果有，一定要查清是否在漏油。

跑远途要在出发前给油箱加满油，如果去的景点比较偏僻，可能没有加油站，车主可考虑自备一些汽油，但自备油一定要装在全密封、金属外壳的安全容器里。目前油价飞涨，出门时会发现高标油非常紧缺，加油时一定要选择大的加油站，谨防加到质量不好的汽油。经常跑长途的车主，可以考虑购买一个备用油箱，或者准备一些汽油添加剂，在遇到只能加低指标油的时候，在汽油中添加一些燃油添加剂，可以有效保护发动机不受伤害。

【急救方法】>>

（1）应用高速挡稳定驾驶，保持时速 40 ~ 50 公里，但是不要超速。

（2）减少停停开开的情况。油门踏得越频、越深，耗油就越多。最好设法配合交通灯信号的转变，以便在十字路口不用停车。如果停下后重新启动，应该尽快换为高速挡。

（3）上坡前提早缓慢加速。爬坡的时候高速挡不要用得太久，以免汽车失速而被迫加大油门补救。最好及时换挡，就不会踏尽油门了。

（4）应该注意燃料耗尽时，引擎一般会有声音，并且抖动一阵子，才完全停下。因此，一旦发现引擎发出燃料耗尽的信号，就应该马上将车停靠路边，以免在车道上抛锚而阻碍交通。然后加油，但是不要在雷雨天气时加油。这也是出于防雷击、避免火灾的安全考虑。由于汽车用油属于易燃气体，在给汽车加油时，易燃的油蒸气容易弥散到周围的空气中，万一被雷击中，后果不堪设想。

☆ 汽车陷入泥泞

　　对于那些喜欢自驾游并选择去偏远地区旅游的人来说，汽车陷入泥泞中是极有可能发生的事情，那时，你应该有一套简单的自救方法。

　　雨天过后，道路变得泥泞不堪，尤其是一些土路，很容易形成一个个陷阱，当汽车在这样的路上行驶时，一不小心就很容易陷入泥泞。此时，对于一个驾驶熟练的司机来说，掌握了一定的自救技巧，将车实时从泥泞土路中脱救并非一件很难的事情。下面的急救方式是针对不同的状况而进行的不同自救方法。

【急救方法】>>

　　（1）当车陷入泥泞路面后，大多数司机是想通过踩油门来提高车速通过，其实这样更不容易通过泥泞路面。发动机的扭矩变化是一条曲线，随着转速的提高扭矩呈上升趋势，但到了一定转速后，扭矩随着车速的提高而降低。因此泥泞路面反而要中低速行驶，这样发动机可以输出更大的扭矩。在泥泞路中行驶，忌讳换挡。

（2）当两侧车轮都打滑，整个车辆陷在泥泞路面时，可以用自带的千斤顶把车辆撬起，在车轮下垫上木板石块之类的物品，再试着启动车辆。

☆ 汽车轮胎爆裂

随着气温不断升高，车辆的爆胎事故也随之增多。据统计，高速公路上的交通事故中爆胎率极高。

车辆以缺气（轮胎胎压低于标准胎压）的状态行驶时，随着胎压的下降，轮胎与地面的摩擦成倍增加，胎温急剧升高，轮胎变软，强度急剧下降。这种情况下，如果车辆高速行驶，就可能导致爆胎。

【急救方法】>>

（1）车辆右前轮爆胎，方向会向右严重跑偏，此时，如急踩、猛踩刹车，可造成车辆更严重地右偏、右倾，高速行驶的车辆会自行转向，冲向路边，甚至造成翻车等重大事故。相比之下，车辆右后轮爆胎，车辆的右偏、右倾力没有右前轮爆胎那样严重。但是无论遇到哪个轮胎爆胎，都不能惊慌，更不能急踩、猛踩刹车，要紧紧拉住方向盘，保持车辆的直线行驶，轻点刹车，让车辆减速，然后控制车辆慢慢向道路右侧靠边停车。

（2）平时要加强对轮胎的维护保养，保持车辆轮胎的气压在标准的范围内，杜绝轮胎低气压行驶和超速行驶。

☆ 汽车着火

汽车火灾一般发生在撞车、翻车或汽车保养、加油之时。汽车发生火灾均是由于燃油被明火点燃而引起。

汽车失火不仅威胁司乘人员的生命安全，毁损车辆，而且还会严重影响交通秩序。公共汽车失火时，司机人员要果断采取自救、防护和逃生措施，保障乘客的生命和财产安全。

【急救方法】>>

（1）立即切断油源。关闭油箱开关或取走汽车上的燃油。

（2）关闭点火开关后，立即设法离开驾驶室，因为驾驶室都是易燃品。如果驾驶室门无法打开，可从挡风玻璃处脱离。当火逼近自己，无法躲避时，应用身体猛压火焰，冲出一条路。外出时，要注意保护好暴露在外面的皮肤。不要张嘴呼吸或高声呼喊以免灼伤上呼吸道。

（3）如果车辆燃油着火，只能用沙土压灭，或用棉被、篷布蒙盖住，使其窒息。如果在保养或加油之际发生火灾，应先将着火车辆迅速驶离油库。如高压线引起着火，应迅速切断电源。

☆ 汽车翻车

在道路交通事故中，汽车翻车事故不仅会造成巨大经济损失，而且极易造成人员伤亡。

【车辆翻车原因】>>

（1）汽车重心偏高。

（2）驾驶操作不当，如在高速行驶时，过度调整或转方向都可能使驾驶员对车辆失去控制，从而导致汽车侧滑出去而翻车。

（3）复杂的路况也是一个原因，如弯道或斜坡道路段容易造成翻车。尤其是在转弯时超出限速极容易导致翻车事故的发生。在弯道或斜坡路段行车，驾驶员一定要降低车速，因为在高速过弯时，其会与驾驶员方向盘指向相反的方向产生离心力，此时就会造成车身的倾斜，而当离心力大于轮胎的抓地力时，车辆就会发生侧滑或侧翻。

（4）恶劣的天气下也会造成车辆侧翻，如雨雪天气，由于路面有积水或积雪，使得车辆轮胎与地面之间的摩擦系数变小，使得车辆在快速行驶的刹车过程中容易因侧滑而翻车。

【急救方法】>>

（1）脚钩踏板随车翻转。当驾驶员感到车辆不可避免地将要倾翻时，应紧紧抓住方向盘，两脚钩住踏板，使身体固定。车内其他人员应迅速趴在座椅上，抓住车内的固定物，让身体夹在座椅中，稳住身体，随车体旋转，这样比起人在车中滚动碰撞，受伤会轻得多。

（2）车辆翻滚四脚朝天停下之后，驾驶员应该保持镇静，迅速将车辆熄火，防止因燃油泄漏而引起短路。双腿弯曲，用力分别踩住方向盘两侧的面板，双手用力撑住车顶，感觉身体基本可以撑住时，尝试解开安全带并以背部着地，小心不要碰到头。顺势侧转身，打开副驾驶侧车门爬出，要爬出车门时，先确认旁边没有车辆通过，在车门无法打开时，可敲碎副驾驶侧车窗玻璃逃生。

☆ 油料溢出油箱

给车辆加油时尤其容易发生油料溢出油箱的情况，油料溢出油箱暴露在空气中就会挥发，并与空气混合，一旦达到一定浓度，就有可能因为一点点火星而引发可怕的爆炸。

【急救方法】>>

（1）停止加油。

（2）将车辆推出漏油区并禁止其他车辆在周围启动和行驶。

（3）用拖把或抹布清理漏在地上的汽油。

（4）漏油量很大时，立即报告消防部门。

☆ 刹车失灵

俗话说，不怕一万，就怕万一。对开车的人来说，更是如此。万一自己的车在行驶过程中刹车失灵，应该学会如何化险为夷。

开车过程中，突然刹车失灵了，这对驾车者来说是非常危险的。造成刹车失灵的原因有很多，比如违章操作，下长坡空挡滑行使得车辆失去发动机的牵阻作用，或频繁刹车使刹车系统出现高温，刹车油气化，刹车出现疲软。另外，加注了不同型号、不合要求的刹车油或刹车系统有渗漏，车体底部的油管刮碰断裂等，都会造成刹车突然失灵。

【急救方法】>>

（1）当行车途中出现刹车失灵的紧急状况时，应立即换挡并启用手刹。必须同时做到几件事：脚从加油踏板上抬起，打开警示灯，快速摇动脚刹，换低挡，手刹车制动。不要猛拉手刹，由轻至缓，逐渐用力，直至停车。

（2）如果来不及做完以上整套动作，可以先从加油踏板上抬脚，再换低挡，抓手刹制动。除非确信车辆不会失去控制，否则不要用全力。小心驶离车道，将车停在你能走离公路的地方，最好是边坡，或者松软的上坡。

（3）如果车速始终无法控制，比如遇到了陡下坡，为了减速可以不断冲撞路边的护栏或护墙。还可利用前面的车辆帮你停车：在距离许可的条件下靠近它，使用警示灯、按喇叭、闪亮前灯等手段使前面的司机接收到你的求助信号，让他明白你处于可能会导致相撞的车道上，需要帮助。

（4）根据路况和车速控制好方向，脱开高速挡，同时迅速将高速挡换成低速挡。这样，发动机会有很大的牵引阻力使车速迅速降低。

（5）利用车的保险杠、车厢等钢性部位与路边的天然障碍物，如岩石、大树或土坡等静止物体进行摩擦、碰撞，达到强行停车脱险的目的，尽可能地减少事故损失。

第二节 中毒急救

☆ 黄曲霉毒素中毒

黄曲霉毒素中毒主要是黄曲霉菌，还有一些其他曲霉菌和青霉菌含黄曲霉毒素。黄曲霉菌本身是无毒的，但在其繁殖代谢的过程中，可分泌出有毒的黄曲霉毒素。黄曲霉毒素是一种剧毒物质，它损害人体的肝脏，引起肝细胞坏死、肝纤维化、肝硬化等病变，也是目前发现的最强的致癌物质之一。食物中的花生、花生油、玉米、大米、小麦、大麦、棉籽等最容易污染上黄曲霉菌。豆类一般污染较轻，工业化生产的发酵制品，如面酱、咸肉、火腿、香肠等肉类食品，也能受到黄曲霉菌的污染。

【中毒表现】>>

1. 潜伏期

潜伏期一般为 5～7 天。潜伏期越短病情越重。

2. 中毒症状

起病之初有头晕、乏力、厌食等，很快进入肝损坏阶段，有逐渐加重的黄疸、肝肿大、肝肿痛，恢复时黄疸消退较快，但肝肿大、肝功能异常可迁延数月，重者黄疸持续加深，病死率可达 20%。

【急救】>>

（1）立即停止摄入有黄曲霉毒素污染的食物。

（2）补液，纠正脱水、酸中毒，防止休克。

（3）保肝治疗。重症者按中毒性肝炎治疗。

（4）用抗生素预防感染，对食入未经杀死黄曲霉菌的食物的中毒者，应给予抗真菌药物。

☆ 细菌性食物中毒

细菌性食物中毒，是人们吃了含有大量活的细菌或细菌毒素的食物，而引起的食物中毒，是食物中毒中最常见的一类。引起细菌性食物中毒的病原菌主要为沙门菌属、嗜盐菌属、葡萄球菌、致病性大肠杆菌、变形杆菌及肉毒杆菌。

【中毒表现】>>

食物中毒者最常见的症状是剧烈的呕吐、腹泻，同时伴有中上腹部疼痛。食物中毒者常会因上吐下泻而出现脱水症状，如口干、眼窝下陷、皮肤弹性消失、肢体冰凉、脉搏细弱、血压降低等，最后可致休克。

【急救】>>

1. 催吐

如食物吃下去的时间在 1 ~ 2 小时内，可采取催吐的方法。立即取食盐 20 克，加开水 200 毫升，冷却后 1 次喝下。如不吐，可多喝几次，迅速促进呕吐。亦可用鲜生姜 100 克，捣碎取汁用 200 毫升温水冲服。如果吃下去的是变质的荤食品，则可服用十滴水来促进迅速呕吐。有的患者还可用筷子、手指或鹅毛等刺激咽喉，引发呕吐。

2. 导泻

如果病人吃下去中毒的食物时间超过 2 小时，且精神尚好，则可服用泻药，促使中毒食物尽快排出体外。一般用大黄 30 克，1 次煎服，老年患者可选用元明粉 20 克，用开水冲服即可缓泻。老年体质较好者，也可采用番泻叶 15 克，1 次煎服，或用开水冲服，亦能达到导泻的目的。

3. 解毒

如果是吃了变质的鱼、虾、蟹等引起的食物中毒，可取食醋 100 毫升，加水 200 毫升，稀释后一次服下。若是误食了变质的饮料或防腐剂，最好的急救方法是用鲜牛奶或其他含蛋白质的饮料灌服。

4. 送医急救

中毒较重者，应尽快送医院治疗。在治疗过程中，要给病人以良好的护理，尽量使其安静，避免精神紧张，注意休息，防止受凉，同时补充足量的淡盐开水。

☆ 发芽马铃薯中毒

马铃薯俗称土豆、地瓜蛋、洋山芋或洋番薯。马铃薯如贮藏不当，时间过长，会发青出芽。已发芽的马铃薯内和皮层内含有可引起中毒的龙葵素，如吃了很多发芽并且未去皮的马铃薯，可引起中毒。

【中毒表现】>>

1. 病史

有食用发芽马铃薯的病史。潜伏期30分钟至2小时。

2. 胃肠道症状

可有口咽灼热感、恶心、呕吐、上腹部烧灼样疼痛及腹泻。重者可剧烈呕吐，甚至出现脱水及休克，更甚者因多器官功能衰竭而死亡。

3. 神经系统症状

头痛、头晕、口周发麻、乏力、耳鸣、畏光、眩晕、高热、惊厥、抽搐、昏迷、瞳孔散大、呼吸困难及呼吸衰竭，甚至因此而死亡。

将剩余马铃薯切开，在芽附近加浓硝酸或浓硫酸数滴，如变为玫瑰红色即证明有毒素存在。

【急救】>>

1. 迅速清除毒物

对早期发现的中毒者，应立即催吐（参见急性毒草中毒），并选用浓茶水、0.5%鞣酸溶液或1：5000高锰酸钾溶液彻底洗胃，服硫酸钠20克，导泻或灌肠。

2. 中和毒素

龙葵素为弱碱性生物碱，轻症中毒者可适当饮用食醋中和。

3. 补充血容量

轻者可口服补液盐，多喝开水及淡盐水；重者应静脉输液。

4. 对症治疗

对腹痛者，可给予山莨菪碱10毫克或昔鲁本辛15～30毫克，口服。对神经系统症状明显者可给予安定5毫克，每日3次，口服。

☆ 四季豆中毒

四季豆又称梅豆角、芸豆、扁豆、菜豆、六月鲜、小刀豆、架豆、肉豆等。有高、矮两种。它是一种四季都有，大多数人爱吃的蔬菜。其含有豆素和皂素两种主要毒素。这些毒素比较耐热，只有将其加热到100℃，并持续一段时间后才能破坏。采用沸水焯扁豆、急火炒扁豆等方法，由于加工时间短，温度不够，往往不能完全破坏其中的天然毒素。这些毒素食用后可强烈刺激胃肠道，致人中毒。也有因进食大量贮藏过久且烹饪未熟透的四季豆而中毒的。

【中毒表现】 >>

有进食未煮透的四季豆史。潜伏期一般为1～5小时。主要表现为恶心、呕吐、上腹部饱胀等。剧烈呕吐者可有少量呕血。少数中毒者有腹痛、腹泻、头晕、头痛等。部分中毒者有胸闷、心慌、出冷汗、手脚发冷、四肢麻木、畏寒、发热等。

【急救】 >>

1. 清除毒物

参见其他植物性食物中毒，给予催吐、洗胃、导泻。

2. 对症治疗

静脉补充液体促进毒物排泄，注意维持水、电解质平衡。呕吐严重且腹痛者，可口服山莨菪碱10毫克，每日3次；或颠茄酊0.3～1.0毫升，每日3次。出现呕血时，可用止血剂，如卡巴克洛2.5～5.0毫克，每日3次，口服。高热者可物理降温，必要时可用退热药物，如复方阿司匹林 0.4 ~ 0.8 克，每日 3 次，口服；或安乃近 0.5 ~ 1.0 克，每日 3 次，口服。

☆ 变质甘蔗中毒

甘蔗又名薯蔗、干蔗、接吻草、竿蔗、糖梗。变质甘蔗主要是指霉变甘蔗，未成熟甘蔗更易发生霉变。霉变的甘蔗外观光泽差，肉质呈浅黄色或棕褐色、灰黑色，结构疏松，尖端和断面有白色絮状或绒毛状真菌菌丝体，有酸味、辣味或酒糟味。毒性物质为节菱孢及其产生的毒素 3– 硝基丙酸，食后易中毒。

【中毒表现】>>

（1）变质甘蔗中毒多发生于冬末春初，2 ~ 3月为发病高峰季节。

（2）食后数小时至几十小时出现中毒症状，潜伏期越短症状越严重。主要表现为恶心、呕吐、腹痛、腹泻，有时大便呈黑色，伴有头痛、头晕、眼黑和复视。轻者自愈，重者出现阵发性抽搐、凝视、瞳孔散大、昏迷而死亡。少数中毒者可出现急性肺水肿、体温升高，多因呼吸衰竭而死亡。存活者留有极似乙型脑炎样的后遗症，并终身丧失生活能力。

【急救】>>

1. 排毒

积极催吐、洗胃及导泻，以消除毒物，减少毒素进一步吸收。

2. 静脉输液

有条件者，静脉补液以促进毒物排泄，维持水、电解质平衡。给予大剂量维生素 C 和 B 族维生素，保护肝功能。

3. 对症治疗

重点放在抗脑水肿、制止抽搐和抗中枢性呼吸衰竭方面。抽搐者可用地西泮 10 毫克，肌内注射或静脉滴注；抗脑水肿治疗及恢复期使用促进脑细胞代谢的药物。

☆ 毒蕈中毒

毒蕈俗称毒蘑菇，即野生毒蘑菇。种类繁多，我国约有 80 余种。毒性很强的有白毒伞（白帽菌）、毒伞（绿帽菌）、鳞柄白毒伞（毒鹅膏）、残托斑毒伞、毒粉褶菌（土生红褶菇）、褐鳞小伞（褐鳞小伞菌）、肉褶鳞小伞、包脚黑褶伞（包脚黑伞）、秋生盔孢伞（焦脚菌）及鹿花菌等。一般含毒的蘑菇外观比较艳丽，但也有些品种外观上与可食的无毒野生蕈相似，易被误采食中毒，是一种常见的食物中毒，城市居民则多因食用混杂的干蕈引起。由于毒蕈的品种和所含毒素均不同，所表现的中毒症状也不一样。

【中毒表现】>>

胃肠炎型：表现为恶心、呕吐、腹痛、腹泻，部分中毒者可有发热症状。

肝损害型：除有胃肠道症状外，可出现黄疸、昏迷、抽搐、出血及循环衰竭。

神经精神型：除有胃肠道症状外，主要表现为幻听、幻觉、似醉酒状态、狂躁、精神错乱、精神抑制等。

溶血型：除有胃肠道症状外，还表现为黄疸、血红蛋白尿、肝脾大、贫血等溶血现象，也可继发肾脏损害，导致尿少及急性肾功能不全。

毒蕈碱症状型：以呼吸困难、胃肠痉挛、流涎、流泪、大汗、呼吸道分泌物增多、瞳孔缩小、视觉模糊等表现为主，严重者可出现抽搐、昏迷。

抗胆碱综合征型：主要表现为面色潮红、皮肤灼热、无汗、瞳孔散大、口干、烦躁不安、心动过速等，重者可出现狂躁、谵妄、抽搐、昏迷等。

【急救】>>

1. 清除毒物早期应立即催吐、洗胃

先让患者饮水 300 ～ 500 毫升，然后用手指或筷子、勺子、小木板等刺激咽后壁或舌根诱发呕

吐，反复进行，直到胃内容物全都呕出为止。可用1：5000高锰酸钾溶液、浓茶液或含碘液（200毫升液体加碘酒30滴）反复洗胃，以清除或沉淀毒素。无腹泻者，于洗胃完毕给蓖麻油30～60毫升或硫酸镁30克，导泻。

2. 补充液体

可让中毒者多饮水，有条件者最好静脉输液，加速毒物排泄，维持水、电解质平衡。

3. 解毒剂

（1）阿托品：适用于有毒蕈碱症状者，可给1微克，每15分钟1次，肌内注射，直至瞳孔散大，心率增加，病情好转后逐渐减量。

（2）巯基解毒剂：用于肝损害型。新鲜兔脑（野兔更好），每日1～2个，口服。或5%二巯基丙磺酸钠5毫升，每日2次，肌内注射，一般用5～7日。

☆ 硫化氢中毒

硫化氢是具有刺激性和窒息性的无色气体，有臭鸡蛋味。其广泛存在于石油、冶炼、化工、染料、皮革、造纸、甜菜制糖等行业中。废气、沼泽地、粪池、污水沟、隧道、垃圾池中，均有各种有机物腐烂分解产生的大量硫化氢。低浓度接触仅有呼吸道及眼的局部刺激作用，高浓度时全身作用较明显，

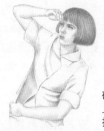

硫化氢中毒，可刺激
上呼吸道和眼结膜，
损伤神经系统。

表现为中枢神经系统症状和窒息症状。作业工人中
毒常见。

【中毒表现】>>

1. 轻度中毒

主要是上呼吸道及眼黏膜刺激症状，表现为眼
灼热、刺痛、怕光、流泪，流涕，咽喉部灼热感，
或伴有头痛、头晕、乏力、恶心等症状。检查可见
眼结膜充血，肺部干啰音。脱离接触后，短期内可
恢复正常。

2. 中度中毒

黏膜刺激症状加重，出现咳嗽、胸闷、视物模糊、
眼结膜水肿及角膜溃疡，有明显头痛、头晕，并出
现烦躁、谵妄、抽搐等症状；可有肺部干、湿啰音，
X线胸片显示肺纹理增强或有片状阴影。

3. 重度中毒

出现昏迷，肺水肿，呼吸、循环衰竭。吸入极

高浓度（1000毫克/立方米以上）硫化氢时，心肌严重缺血、坏死，可出现"闪电型死亡"。严重中毒者，可留有神经、精神后遗症。

可有白细胞增高，蛋白尿，肝功能异常，动脉血氧分压下降，二氧化碳结合力降低，碳化血红蛋白增高。心电图T波倒置，ST段明显抬高及肺部X线典型表现等。

可用乙酸铅试纸简易显色测定法来鉴定硫化氢。方法为将试纸浸于2%乙酸铅乙醇溶液中，至现场取出暴露30秒钟，观察其变色的结果。其颜色深浅与空气中硫化氢浓度有关，若其浓度为10～20毫克/立方米时，试纸呈绿黄色至棕色；若为20～60毫克/立方米时，则呈棕黄色至棕褐色；若达60～150毫克/立方米以上时，则呈棕褐色至黑色。

【急救】>>

（1）对急性中毒者，应迅速移至新鲜空气处，或给氧气吸入。保持呼吸道通畅，对呼吸停止者应持续不断地进行人工呼吸，必要时给予呼吸兴奋剂。

（2）以3%亚硝酸钠溶液10～20毫升，缓缓静脉注射，亚硝酸钠可与硫离子结合形成硫化高铁血红蛋白复合物。同时，用细胞色素C30毫克，50%葡萄糖液20毫升及维生素C1～2克，静脉注射。

（3）糖皮质激素的应用。

（4）对有肺水肿，脑水肿、循环功能障碍、肺部感染者，给予相应治疗。同时营养心肌及改善脏器功能。

（5）有眼刺激征者，用2%碳酸氢钠冲洗，继用3%硼酸水洗眼，涂金霉素眼膏。如用可的松滴眼，每日3～4次，效果更好。有上呼吸道刺激症状者，可用5%碳酸氢钠雾化吸入。

☆ 一氧化碳中毒

一氧化碳中毒俗称煤烟或煤气中毒，以冬季为多发。一氧化碳是由含碳物质燃烧不完全产生的一种无色、无臭、无刺激性气体，易燃、易爆，在空气中燃烧其火焰呈蓝色。吸入过量可引起中毒。一氧化碳中毒主要引起组织低氧。

【中毒表现】>>

1. 有吸入一氧化碳的病史

如北方用煤炭、取暖或烧饭，当门窗关闭、不透风时，燃烧的煤炭就会产生一氧化碳，同室人员常一起发病。

2. 轻度中毒

可有头痛、头晕、四肢无力、恶心、呕吐、意识模糊、嗜睡。

3. 中度中毒

中毒者面色潮红、口唇呈樱桃红色、心率加快、呼吸困难、站立不稳，可有昏迷。

4. 重度中毒

持续昏迷、瞳孔缩小、大小便失禁，可有高热、大脑强直状态。部分中毒者，可发生心肌损害、心律失常、肺水肿、休克等。

在中毒者脱离中毒现场 8 小时以内，抽取静脉血，血液可呈樱桃红色。重度中毒者，有时诊断比较困难，需与各种脑血管疾病相鉴别。

【急救】>>

1. 立即打开门窗通风

将中毒者移至空气新鲜流通的地方，解开衣领、裤带，放低头部，并使其头向后仰，有利于呼吸道通畅。注意保暖，防止着凉。能饮水者，可喝少量热糖茶水，并安静休息。

2. 按压穴位

中毒者已昏睡、昏迷时，可用手按压刺激人中（在鼻下人中沟上 1/3 与中 1/3 交界处）、十宣（在两手指指尖端）、涌泉（足掌心的前 1/3 与 1/3 交界处）等穴，让其苏醒，必要时做人工呼吸。中毒深昏迷者，应迅速送医院急救。

3. 纠正低氧

吸氧。流速为 8 ～ 10 升 / 分，高压氧治疗效果更佳。

重症者使用呼吸兴奋剂，如尼可刹米，洛贝林等。

改善脑组织代谢。胞磷胆碱 0.5 ～ 0.75 克，静脉滴注。同时用细胞色素 C（皮试阴性）15 ～ 30 毫克，用 50% 葡萄糖溶液 20 毫升，稀释后缓慢静注，每日 1 ～ 2 次。其他药物尚有 ATP、辅酶 A、B 族维生素等。

4. 防治脑水肿

（1）可用地塞米松 10 ～ 20 毫克，或氢化可的松 100 ～ 200 毫克，静脉滴注。

（2）20% 甘露醇 250 毫升，快速静脉滴注，每日 3 ～ 4 次。

（3）呋塞米 20 ～ 40 毫克，肌内或静脉注射。

5. 换血疗法

对危重者输新鲜血或换血治疗。

6. 对症治疗

及时纠正水、电解质及酸碱平衡紊乱，控制休克及肺水肿，抗生素防治感染。昏迷时间长，特别是抽搐频繁，发热在39℃以上、有呼吸或循环衰竭者，可行人工冬眠及降温疗法。呼吸衰竭者，必要时行气管切开或气管插管进行人工或机械辅助呼吸。

第三节 动物伤害急救

☆ 蜈蚣咬伤

我们都知道，蜈蚣和毒蛇一样有剧毒，当人被它咬伤之后，轻者剧痛难受，重者有性命的危险。如果处理不当，很可能在短短的几小时内便会丧生。

【症状】>>

人被蜈蚣咬伤后，局部可有灼热、红肿、剧痛，产生水疱、淋巴管炎或淋巴结炎。严重者可有头痛头晕、恶心、呕吐、发热甚至昏迷及过敏性休克等全身症状。

【急救方法】>>

（1）不幸被蜈蚣咬伤之后，不要惊慌，立即将患部用手指抓紧，用力从伤口处挤出血来，并尽可能用绷带或布条把患处扎紧，使血液流动变缓，然后找只公鸡，把它捉来，用棉花塞进鸡嘴，使它吐出口液沾湿棉絮，涂在被蜈蚣咬伤的患部，10分钟之后，剧痛可止，患部红肿消除。此法既经济，又简便，而且功效奇速。

（2）局部可用肥皂水或 3% 氨水涂抹，但忌用碘酊、酒精，以免刺激伤口。

（3）可用南通蛇药、鱼腥草、蒲公英等局部涂敷。

（4）敏性休克者应取平卧位，头稍低，并速送医院急救。

☆ 蛇咬伤

毒蛇咬伤为在户外活动时极有可能发生的意外，由于蛇毒之毒性甚强，若处理不当，常可危及生命，不可不慎。

被毒蛇咬伤时，毒蛇的毒腺分泌的蛇毒会经毒牙注入体内引起伤者中毒。而蛇毒可分为：对神经系统有损害的"神经毒"；对血液、循环系统有损害的"出血毒"；兼有神经毒及出血毒者称为"混合毒"。

被无毒蛇咬伤的患者，仅有被针刺后的感觉，毫无其他症状及危险。而被毒蛇咬伤时，若有毒液施放，约 1/3 到 1/2 的人有中毒症状，1/4 的人有明显全身不良反应症状。

【急救方法】>>

（1）被咬伤后应保持镇静并静止不动，不要惊慌和奔走，以免加速毒液的扩散。如果可能的话，使咬伤处低于心脏水平。

（2）尽量辨认蛇的类型。如果把蛇杀死了，请不要破坏它的头部。拨打急救电话并汇报咬伤人的蛇的种类。注意，不要过分靠近蛇，以免自己被咬伤。

（3）检查患者的气道、呼吸及循环。如果患者没有呼吸或没有脉搏及心跳，请开始心肺复苏。

（4）如果是上肢或下肢被咬伤，可以在其上方绑一个弹性绷带，每 15 ~ 30 分钟松开绷带 1 ~ 2 分钟。如果肿胀已超过绷带，应将绷带上移数寸。要注意的是，如果是被珊瑚蛇咬伤，请不要用绷带。

（5）如果确信是被毒蛇咬伤，且咬伤时间在 5 分钟以内，并且医务人员要 30 分钟以上才能赶到，应切开伤口并吸出毒液。用消毒的刮胡刀片在伤口上切开一个口子，然后用吸瓶或嘴吸出毒液。不要

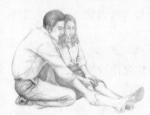

帮伤者坐下，并使患肢低垂，通过观察伤口，鉴别是何种毒蛇咬伤，如有可能，最好将伤人的毒蛇打死，来判断是何种毒蛇。伤口一般为一对粗而深的毒牙痕，局部红肿、瘀血，伤口流血。

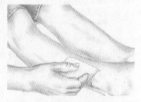

把伤口周围的毒液擦掉，须从伤口往外擦，再用棉垫或消毒敷料盖住伤口。

咽下毒液，应将其吐出。
如果口腔内有伤口，请不
要吸毒液。如果是珊瑚蛇
咬伤，那就不要切口。

（6）轻轻地用肥皂和
水洗伤口。不要擦伤口，
应用布轻拍，以使其干燥。

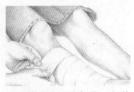

用绷带或者毛巾把伤口包扎
起来，然后迅速送医院。

（7）脱去伤口附近的衣服和首饰，并在伤口上
放一块干净的布或绷带。如果需移动病人，应抬着他，
而不要让他自己走动。

☆ 蜂蜇伤

外出野游，被蜂蜇伤，应引起重视，否则有可
能导致严重的后果。若蜂毒进入血管，会发生过敏
性休克，严重者会导致死亡。

人被蜂蜇后，局部有疼痛、红肿、麻木等症状，
数小时后能自愈；少数刺伤处出现水疱，并伴有全
身中毒症状。被群蜂多处刺伤，在很短时间内即会
出现发热、头痛、恶心、呕吐、腹泻。重者发生溶血、
出血、烦躁不安、肌肉痉挛、抽搐、昏迷和急性肾
功能不全。

【急救方法】>>

（1）如果刺看得很清楚，用指甲夹住往外拔；

如果刺入得比较深，指甲拔不出来，可以用两个手指绷紧皮肤，刺会露出一点儿，再用镊子拔出。然后用一半醋一半冰水，将纱布或棉花浸湿，敷在伤处可以减轻疼痛。

（2）如果手上的刺不能拔出，必须用消毒针将叮在肉内的断刺剔出，然后用力掐住被蜇伤的部分，用嘴反复吸吮，以吸出毒素。如果身边暂时没有药物，可用肥皂水充分洗患处，然后再涂些食醋或柠檬。

（3）万一发生休克，在等待急救中心前来救援的过程中或去医院的途中，要注意保持被蜇伤者呼吸畅通，并进行人工呼吸、心脏按压等急救处理。

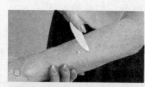
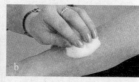
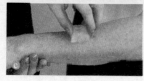

被昆虫蜇伤后的急救措施
1. 用指甲盖或一把钝刀小心地刮昆虫蜇咬后留在皮肤上的螫针（图 a）。
2. 用肥皂水清洗受影响的皮肤（图 b），然后冰敷伤口（图 c）。3. 让伤者服用止痛药。

【注意事项】>>

（1）刺还在皮肉里时不要去挤刺顶部的囊，一挤便会有更多毒液进入体内。

（2）不要按摩被蜇的地方，按摩会使伤处更疼，而且使毒液扩散。

☆ 毛毛虫蜇伤

毛毛虫体表长有毒毛，呈细毛状或棘刺状。毒毛螫入人体皮肤后往往随即断落，放出毒素。被毛毛虫蜇伤后，初期感到局部痉痒刺痛、烧灼感，一段时间后则患处痛痒加重，甚至溃烂。严重者还可引起荨麻疹、关节炎等全身反应。

【急救方法】>>

（1）先在放大镜下观察，用刀片顺着毒毛方向刮除毒毛，然后在患处涂搽 3% 氨水。

（2）用南通蛇药外敷患处，也可以用七叶一枝花或鲜马齿苋捣烂外敷。

（3）伤口溃烂时，可用抗生素软膏涂抹。

（4）症状严重者，应尽快到医院诊治。

☆ 蝎子蜇伤

蝎子是昼伏夜出，多在石下，常在夏季的阴雨天时进入室内。被蝎子蜇伤处常发生大片红肿、剧痛，轻者几天后症状消失，重者可出现寒战、发热、恶心呕吐、肌肉强直、流涎、头痛、头晕、昏睡、盗汗、呼吸增快等，甚至抽搐及内脏出血、水肿等病变。

儿童被蜇后，严重者可因呼吸、循环衰竭而死亡。

【急救方法】>>

（1）立即将毒刺拔出，在伤口近心端2～3厘米处用布条或带子绑扎（注意每隔15分钟放松1～2分钟），用手将含有毒素的血液由伤口挤出，或用口吸出毒素（口腔黏膜有破损者不宜），也可用拔火罐或吸奶器吸出毒素。

（2）必要时可用消毒后的利器在伤口处作十字形切口，以利排毒。伤口周围可用冰袋或冷水湿敷，以减少毒素的吸收和扩散。

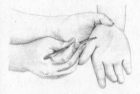

迅速拔出毒针（刺）

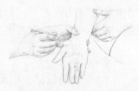

将伤口做十字切开，用针筒抽吸毒液，再用高锰酸钾清洗伤口

（3）用石灰水上清液、3%氨水、5%苏打水或0.1%高锰酸钾水等碱性液体清洗并冷敷伤口。

（4）口服南通蛇药片，并在伤口周围涂抹蛇

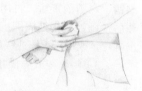

在伤口周围涂抹药膏

药，注意不要涂在伤口处以免阻碍排毒。

（5）在没有上述条件的情况下，用自己的尿液和泥敷于伤处，也能起到消肿止痛的功效。

（6）中毒严重者或幼儿中毒者应立即送医院救治。

☆ 毒蜘蛛咬伤

一般的蜘蛛咬伤仅可引起局部疼痛、发炎或坏死，毒性不大，不会有更大危险。但有一种黑色的毒蜘蛛，它的毒液中含有神经毒蛋白，人被它咬伤后，伤处会剧烈疼痛、苍白或红肿，起扁平疙瘩，同时，可引起全身软弱无力、头晕、恶心、呕吐、腹肌痉挛、双足麻木刺痛；严重者可发生惊厥、昏迷、休克。

【急救方法】>>

（1）就地取材，用绳子、手帕、裤带等紧扎伤口上方（肢体的近心端），同时，每隔 15 分钟放松 1 分钟，以免肢体坏死。

（2）取大号缝衣针、三棱针等，在用火烧或用酒精、白酒消毒后，再用酒精消毒被咬伤处皮肤，然后针刺被蜇伤处周围皮肤，并边刺边用力向外挤出毒汁，或用拔火罐或吸奶器将毒汁吸出。

（3）将生姜或鲜桃叶捣烂取汁，加清油调和，搽患处。

（4）情况严重者应立即送往医院救治。

☆ 蚂蟥咬伤

蚂蟥生活在水中，我国南方多于北方。在稻田、池塘、湖沼等处劳动、玩耍、游泳、洗澡会被蚂蟥咬伤，蚂蟥头部有一吸盘，当遇到人体的皮肤黏膜处如阴道、肛门、尿道之处，即钻进去吸血，同时分泌一种抗凝物质，阻碍血液凝固。它吸血时，很难自动放弃。

【急救方法】>>

（1）发现蚂蟥在皮肤上吸血时，切忌用力强拉其体部，以免拉断，从而使吸盘断入伤口内，引起不易愈合的溃疡。最简单的办法是用手掌连续拍击皮肤和虫体，蚂蟥即可自行退出脱落，也可以用浓盐水、浓醋、酒精、麻醉剂、唾液等置于虫体身上，蚂蟥即自动退出脱落，然后在伤口处涂上红汞、碘酒或甲紫消毒液，加压包扎。

（2）如果伤口流血不住，可以在局部应用止血剂。

（3）如果蚂蟥进入鼻孔或阴道，可以涂蜂蜜、香油等，可以让蚂蟥爬出体内。还可以用2%普鲁卡因加1%肾上腺素浸湿棉球塞入鼻孔或阴道，使蚂蟥使失去活动能力，然后取出。

（4）食道或呼吸道内的蚂蟥，可以用浓盐水含漱或灌洗的方法，必要时用气管镜或食管镜将蚂蟥麻醉后取出。

☆ 章鱼咬伤

章鱼是人们喜爱的一道美味的食物，特别是居住在海边的人更是熟悉不过了，但却为人所少知的是其毒素作用跟混合毒类蛇毒类似。当人遭其误咬时就会很快出现全身症状，如头晕、眼花、恶心、呕吐、明显乏力、步态不稳，严重者很快出现意识障碍而昏迷，因心搏微弱及呼吸麻痹而死，甚为凶险。对于章鱼这种凶险我们还是应该多加注意的，以免出现不必要的伤害，特别是对于海上作业的渔民来说更是要多加小心。

【急救方法】>>

（1）创口近心端先缚扎，并应切开排毒，用1∶2000高锰酸钾液冲洗，负压吸引排毒。用丝绸或弹性绷带紧缠于患肢近心端并用夹板固定，能有效地延缓毒素向中枢扩散。

（2）对于出现中毒性脑病及脏器损害的病人要及时送医院接受治疗。

☆ 水母刺伤

被水母刺伤后，一般症状为皮肤发痒、灼烧并引起疼痛，重者失去知觉。危险最大的是细斑指水母，刺伤后可使心脏中毒，幸存者很少。

【急救方法】>>

（1）在水中被水母刺伤时，不要慌张，应立即上岸，因为水母都是成群地游动，如果继续待在水中，有进一步被刺伤的可能。

（2）用尖锐的利器（除刀子外）把附在皮肤上的水母或其触手清除掉，然后局部伤口用 1：2000 的高锰酸钾溶液冲洗，通常可缓解症状。

（3）如果病人出现休克症状，应先进行抗休克处理，然后立即送病人去医院。

【注意事项】>>

（1）下水应穿潜水衣，并在入水后才将潜水衣拉起。

（2）暴风雨后，避免下水，因水中可能有许多游离出的刺细胞。

（3）死去的水母仍有可激发的刺细胞，避免与之接触。

☆ 海蜇蜇伤

海蜇属空肠动物，通体透明或半透明，伞盖下有许多触须，其上有密集的刺丝囊，内含毒液。当触须触及人体及皮肤时，即可刺入皮肤并放出毒汁，使人体中毒。

【急救方法】>>

（1）局部涂碱性溶液或 1% 氨水并冷敷患处，也可用 1% 碳酸氢钠液、明矾水冷敷。

（2）口服抗过敏药物，如异丙嗪 25 毫克 / 次，或氯苯那敏 4 毫克 / 次，或苯海拉明 25 毫克 / 次。

（3）静脉滴注 1% 葡萄糖酸钙液 10 毫升，或地塞米松 5 ~ 10 毫克。

（4）血压下降时，肌肉注射肾上腺素 0.5 ~ 1 毫升。

（5）呼吸困难时，取半坐卧位，清理口鼻内异物，保持呼吸道通畅，有条件的给予吸氧。

【注意事项】>>

（1）海上作业者要带防护工具，不要直接接触海蜇。

（2）禁止在浴场外游泳、玩水，夜间更不应去。

（3）在游泳时或在船上、岸上发现海蜇，绝不能用手指接触、捞取或戏耍它。

第四节 化学灼伤急救

☆ 化学性皮肤灼伤的处理原则

（1）迅速脱去或剪去污染的衣服，创面立即用大量流动清水或自来水冲洗，冲洗时间一般为20～30分钟，以充分去除及稀释化学物质，阻止化学物质继续损伤皮肤和经皮肤吸收。

（2）头面部化学灼伤时要注意眼、鼻、耳、口腔的情况，如发生眼灼伤，先彻底冲洗。

（3）皮肤接触热的化学物质发生灼伤时，由于真皮的破坏及局部充血等原因，毒物很容易被吸收，特别是原可通过皮肤吸收且灼伤面积较大时，吸收更快，可在10分钟内引起全身中毒，例如，热的苯胺、对硝基氯苯等可迅速形成高铁血红蛋白血症，有的在几小时内出现全身中毒，例如氢氟酸、黄磷、酚、氯化钡灼伤引起氟中毒、磷中毒、酚中毒、钡中毒等。

（4）灼伤创面污染严重，或Ⅱ度灼伤面积在5％以上者，按常规使用破伤风抗毒素1500单位（需皮试），抗感染应选用抗生素。

☆ 酸灼伤

酸灼伤大多由硫酸、硝酸、盐酸引起。此外，还有由铬酸、高氯酸、氯磺酸、磷酸等无机酸和乙酸、冰醋酸等有机酸引起。液态时引起皮肤灼伤，气态时吸入可造成呼吸道的吸入性损伤。灼伤的程度与皮肤接触酸的浓度、范围以及伤后是否及时用大量流动水冲洗有关。有机酸种类繁多，化学性质差异大，其致灼伤作用一般较无机酸弱。

【症状】>>

（1）酸灼伤引起的痂皮色泽不同，是因各种酸与皮肤蛋白形成不同的蛋白凝固产物所致，如硝酸灼伤为黄色、黄褐色；硫酸灼伤为深褐色、黑色；盐酸灼伤为淡白色或灰棕色。

（2）酸性化学物质与皮肤接触后，因细胞脱水、蛋白凝固而阻止残余酸向深层组织侵犯，故病变常不侵犯深层（HF例外），形成以Ⅱ度为主的痂膜，其痂皮不易溶解、脱落。

（3）Ⅱ度酸灼伤的痂皮，其外观、色泽、硬度类似Ⅲ度焦痂。切痂前，应予注意。但缺乏皮下组织的部位如手背、胫骨前、足背、足趾等处，较长时间接触强酸较易造成Ⅱ度灼伤。一般判断痂皮色浅、柔软者，灼伤较浅。痂皮色深、较韧如皮革样，脱水明显而内陷者，灼伤较深。

【急救方法】>>

（1）迅速脱去或剪去污染的衣着，创面立即用大量流动清水冲洗，冲洗时间为20～30分钟。硫酸灼伤强调用大量水快速冲洗，既能稀释酸，又能使热量随之消散。

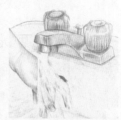

酸灼伤立即用清水冲洗创面15分钟左右。

（2）中和治疗，冲洗后以5%碳酸氢钠液湿敷，中和后再用水冲洗，防止酸进一步渗入。

（3）清创，去除水疱，以防酸液残留而继续作用。

（4）创面一般采用暴露疗法或外涂1%磺胺嘧啶银冷霜。

（5）头、面部化学灼伤时要注意眼、呼吸道的情况，如发生眼灼伤，应首先彻底冲洗。如有酸雾吸入，注意化学性肺水肿的发生。

☆ 碱灼伤

常见碱灼伤为苛性碱（氢氧化钾、氢氧化钠）、石灰和氨水灼伤。氢氧化钠为白色不透明固体，易溶于水；由于与水化合形成水合物，故产生大量热。氢氧化钾是白色半透明晶体，也易溶于水。两者均有较强的吸水性。生石灰即氧化钙，具有强烈的吸水性，与水化合生成氢氧化钙（熟石灰），并放出大量的热。氨为无色、有刺激臭味的气体，易溶于水，形成氢氧化铵，即氨水。

【症状】>>

（1）碱性化学物质与皮肤接触后使局部细胞脱水，皂化脂肪组织，向深层组织侵犯。有时皮肤表现为湿润油腻状，甚至皮纹、毛发均存在，而损伤已超过皮肤全层，故灼伤初期对深度往往估计不足。碱灼伤造成的损害比酸灼伤严重。

（2）苛性碱灼伤深度，通常都在深Ⅱ度以上，刺痛剧烈，溶解性坏死使创面继续加深、焦痂软，感染后易并发创面脓毒症。苛性碱蒸气对眼和呼吸道刺激强烈，可引起眼和上呼吸道灼伤。

【急救方法】>>

（1）立即用大量流动水持续冲洗20～30分钟，甚至更长时间。苛性碱灼伤后要求冲洗至创面无滑腻感。在用流动水冲洗前，避免使用中和剂，以免产生中和热，加重灼伤。冲洗后亦可用弱酸（3%硼酸）中和液，但用中和液后，再用清水冲洗。

（2）碱灼伤后，需要适当静脉补液。

（3）早期削痂、切痂植皮。

（4）注意全身状况，以及口、鼻、咽喉等呼吸道灼伤情况，明确有无吸入史。注意观察病情，及时进行相应处理。

☆ 氢氟酸灼伤

氢氟酸是氟化氢（HF）的水溶液，为无色、无臭的液体，对组织蛋白有脱水及溶解作用，有很强的渗透性和腐蚀性。皮肤灼伤后能渗入组织甚至骨骼，吸入其酸雾可造成呼吸道损伤。

【症状】>>

难以忍受的持续疼痛和进行性组织坏死。

（1）损伤部位，早期出现红斑、局部肿胀及水疱，疱液为暗红色和果酱色，坏死区呈苍白色或灰白色大理石状，周围绕以红晕，痂为暗色。

（2）经皮肤吸收引起急性氟中毒、低血钙，出现抽搐及心电图 Q-T 间期延长及 T 波、S-T 段变化，甚至因窒息而死亡。

（3）接触低浓度的氢氟酸后，经 1～4 小时才出现疼痛，应予注意。

【急救方法】>>

（1）接触后立即用大量流动清水冲洗，至少 5 分钟，皮肤皱褶及甲沟处冲洗时间应延长，不少于 30 分钟。

（2）头、面部灼伤时易造成呼吸道损伤，面积虽小，但抢救不积极易全身氟中毒。

（3）一些常用的中和解毒疗法也很有效。

①损伤部位用碱性肥皂洗涤及石灰水浸泡。

②用冰的氢氟酸灼伤治疗液浸泡或湿敷，也可制成霜剂外涂包扎（配方：5%氯化钙20毫升＋2%利多卡因20毫升＋地塞米松5毫克＋二甲基亚砜60毫升）。

③季铵盐类溶液（氯化苄基二甲基铵）浸泡或湿敷。

④用25%硫酸镁溶液浸泡、湿敷。

⑤2.5%葡萄糖酸钙凝胶局部摩擦损伤部位，但皮肤破损处慎用。

⑥动脉注射葡萄糖酸钙，在灼伤部位近端的桡动脉、股动脉、足背动脉等都可进行，即用10%葡萄糖酸钙10毫升＋25%葡萄糖溶液40毫升动脉缓注。

（4）对症治疗。

☆ 氯磺酸灼伤

氯磺酸为油状、无色或淡黄色的腐蚀性液体。遇水可产生大量热，易爆炸，在空气中发烟形成白色浓烟，生成盐酸和硫酸，对皮肤、黏膜有强烈的刺激性和腐蚀性。

【症状】>>

（1）皮肤沾染引起严重的皮肤灼伤，因是热和酸的复合伤，所以是深度灼伤。其痂为棕褐色或黑色，痂皮坚韧呈皮革样。

（2）吸入其烟雾，对黏膜有明显的刺激作用，如眼刺痛、流泪、咳嗽、喷嚏、咽痛、气促、呼吸困难。严重者发生中毒性肺水肿。

【急救方法】>>

（1）迅速移离现场，至空气新鲜处。

（2）皮肤沾染后迅速用大量流动清水冲洗20～30分钟，切忌用少量水冲洗，以免产生强烈的放热反应而加重损伤。但有人主张先用纱布吸去污染液后，再用大量流动水迅速冲洗，冲去硫酸、冲散热量。

（3）眼沾染后也立即用大量流动清水或生理盐水彻底冲洗。

（4）误服后可用2.5%氧化镁溶液、牛奶、豆浆、蛋清等口服。严禁洗胃，也不可催吐，以免加重损伤和引起胃穿孔。禁用碳酸氢钠洗胃或口服，以免产生二氧化碳而增加胃穿孔的危险。

（5）合并中毒性肺水肿者，早期、足量、短程的糖皮质激素治疗。

（6）皮肤灼伤经流动清水冲洗后，创面处理同热灼伤。

☆ 黄磷灼伤

黄磷（白磷）用于农药和军火生产。溶于油脂，不溶于水，有大蒜味。遇空气可自燃生成五氧化二磷，遇水生成磷酸。黄磷经皮肤吸收后可合并心、肝、肾损害。

【症状】>>

（1）黄磷灼伤是酸和热的复合伤，所以灼伤深度较深。

（2）创面冒白烟，是嵌入皮肤之黄磷颗粒继续燃烧的特征。

（3）深度创面呈暗褐色的焦痂，有大蒜味。

【急救方法】>>

（1）创面迅速以流动水冲洗，再用显示剂1%～2%硫酸铜溶液外搽创面，便于用镊子剔除黑色的磷化三铜颗粒。必要时，可在暗室中根据磷光剔除磷的残粒，再用5%碳酸氢钠溶液湿敷中和磷酸，最后用清水冲洗创面。

（2）转运病人时，创面应湿包或用水浸泡，以阻止残留在创面上的黄磷颗粒遇空气燃烧，加重灼伤。

（3）也可用3％硝酸银溶液外搽创面。

【注意事项】>>

（1）创面忌用油脂性外用药及油纱布敷料，以防止磷吸收。

（2）黄磷灼伤面积大于2.5％者，有合并中毒的报道，所以要注意心、肝、肾功能的变化，进行预防性保肝、保肾治疗。

（3）小面积的深度灼伤，应立即进行切痂植皮，大面积灼伤应积极抗休克治疗。

（4）硫酸铜不能作为解毒剂进行创面处理，因可经创面大量吸收而引起铜中毒，出现溶血性贫血等，切忌用硫酸铜进行浸泡或湿敷。

☆ 溴灼伤

【症状】>>

（1）溴沾染皮肤后创面为暗棕红色，局部可有水疱，渗液少，一般为Ⅱ度灼伤。

（2）合并肺水肿时出现咳嗽，为白色或粉红色泡沫样痰、气急、胸闷等症状。

（3）合并眼损伤时出现流泪、疼痛、异物感、畏光等症状。

【急救方法】>>

（1）迅速用大量流动清水冲洗 20 ~ 30 分钟，切忌用少量水冲洗，以免放出新生态氧和 HBr（溴化氢的水溶液）而加重灼伤。

（2）用氨松醑合剂（5% 氨水 1 份 + 松节油 1 份 + 95% 酒精 10 份组成的溶液），外搽创面。

（3）用 1 ： 1000 新洁尔灭溶液清创，创面创面外涂 1% SD—Ag 冷霜或外贴干纱布包扎。四肢创面宜包扎，头、面部创面宜暴露。外涂 1% SD—Ag 冷霜或外贴干纱布包扎。四肢创面宜包扎，头、面部创面宜暴露。

（4）抗感染，一般选用青链霉素，以后视病情调整抗生素。

第五节 旅游中常见疾病救护

☆ 旅游中传染性疾病的救护

旅游时预防传染性疾病，要注意以下几点：

（1）随身携带一些预防传染病的药品，以备必要时用。

（2）搞好个人卫生，注意饮水饮食卫生，防止病从口入。

（3）做好预防接种。

（4）注意发现传染病人。

（5）避免与呼吸道传染病人密切接触，无法避免时，应戴口罩，不要同桌就餐。

（6）防止蚊虫叮咬。

（7）旅游中保护好皮肤。

（8）旅游中要劳逸结合，张弛适度，饮食要注意营养。

☆ 旅游中高原反应的救护

高原反应，即高原病。是人到达一定海拔高度后，身体为适应因海拔高度而造成的气压小、含氧量少、空气干燥等变化而产生生理反应，由此而引发的一系列高原不适应症。

随着青藏铁路的开通，越来越多的人可以轻松抵达高海拔地区，也会有越来越多的人遭受高原反应的煎熬。对于高原反应，我们既不必谈之色变，也不能轻视它带来的危害。

【救护方法】>>

（1）对急性高原病应以预防为主。需到高原地区工作的人员，应该通过仔细的体检，排除不适宜在高原地区工作的疾病。

（2）从低海拔到高海拔地区可实行阶梯上升，逐步适应。

（3）当你必须快速到达3000米以上地区时，应携带氧气及预防药物。如：利尿剂、镇静剂、肾上腺皮质激素、维生素等必备的药品。

（4）到达高原地区后，体力活动要循序渐进，尽量减少寒冷刺激及避免上呼吸道感染。

☆ 旅游中晕动症的救护

晕车、晕机、晕船，在医学上统称为晕动症。晕动症的症状表现和病情轻重因个体差异而不同，但一般的表现是最初出现头昏头痛，胃部不适，不愿活动，接着出冷汗，面色苍白，恶心呕吐，身困乏力，倦怠思睡。

【预防方法】>>

（1）保持心情愉快。

（2）不断暗示自己不会晕。

（3）如果过度饥饿、过量饮食和过度疲劳，不要乘车、船、飞机出行。

（4）在太阳穴涂些祛风油或风油精，或者戴一个涂有这些药的口罩。

（5）口含陈皮话梅、咸橄榄或嚼一把茶叶。

（6）肚脐上贴一块风湿止痛膏药，或把乌梅干放在肚脐上用风湿止痛膏固定，或在手腕内关穴（男左女右）上用胶布固定贴上一块酒瓶盖大小的生姜片。

（7）准备茶苯海明、安定、复方颠茄片1～2种，启程前30分钟服1片，3小时后再服1片。如果是长途旅行，可以每日服3次，每次1片。

（8）选平稳的交通工具及颠簸小、通风好的座位。

（9）减少身体和头部晃动，不看书报。

（10）平时加强运动，平衡锻炼。

【缓解方法】>>

（1）恶心想吐时，找个地方尽量吐，吐得越干净，感觉就越好。

（2）用冷毛巾敷在面部和胸部，可使症状缓解。

（3）把视线移向远方，凝视。

（4）如果是乘船可调整卧姿；乘车时可以把座位换到车的前部；乘飞机时张口呼吸也可以减轻症状。

（5）将新鲜橘皮表面朝外，向内对折，然后对着两鼻孔用两手指挤压，皮中便会喷射出带芳香味的油雾，有助于缓解症状。

☆ 旅游中失眠症的救护

有些人在旅行时会失眠或辗转反侧无法入睡，甚至引发抑郁现象。

【帮助入睡的方法】>>

（1）想睡觉时再上床。

（2）不要在床上读书、看电视、吃东西，除非过去的经验告诉你这样对你入睡有益。

（3）睡前尽量使全身的肌肉放松。

（4）不要一直想着一定要睡着或想一些令人烦恼的事，应试着去回想愉快的事情或地方。

（5）如果躺在床上过了 10 分钟还不能入睡，马上起来，做一些别的事情，想睡觉时再上床。

☆ 旅游中疲劳症的救护

旅游时由于长时间乘坐交通工具、骑自行车或徒步行走，以及饮食、睡眠等生活规律的改变，容易引起身体疲劳。本病的症状因人而异，但一般都有头晕目眩、脑涨耳鸣、精神不振、腰膝酸软甚至疼痛无力、食欲缺乏、腹泻或便秘、失眠等症状。有的还可能出现下肢浮肿，更严重的可以诱发心脏病、肝脏病、胃肠病。

【预防方法】>>

（1）选择方便舒适、省时并适合自己健康状况的交通工具。

（2）合理安排旅行日程。

（3）增加运动量。

（4）保证充足的休息和睡眠。

【消除疲劳的方法】>>

（1）快步走路可以消除疲劳。慢步走路没有效果，正确的方式是一定要快走，而且要持续 15 ~ 20 分钟。

（2）可以做一些力所能及的运动操，但要注意两点，一是动作不要过猛，二是以轻松舒适为度。具体做法如下：

颈部伸展操。取坐姿，双手抱头，两肘内夹，稍用力向下压使颈部前屈,然后颈部用力,尽量后仰,做 8 次,每次静止 1～2 秒。

肩部伸展操。取坐姿,十指交叉上举,掌心朝上,然后由慢到快,用力后振 10 次。

胸部伸展操。取坐姿,两臂屈肘前平举低头,然后两臂向侧后平行伸展,抬头挺胸,做 10 次。

体侧伸展操。取坐姿,一手叉腰,另一手臂伸直上举,上体稍侧屈,手臂用力向侧上方伸展 5 次,然后换另一侧做同样动作,每次静止 1～2 秒。

腰腹伸展操。取坐姿,两手抱头,体前屈,然后上体后仰,肘关节外展,尽量把身体伸直,保持 3～4 秒,慢速做 5 次。

腿部伸展操。取坐姿,双腿屈膝置于胸前,然后两腿同时伸直,脚尖前伸,做 10 次,每次静止 1～2 秒。

☆ 旅游中血栓症的救护

旅游者血栓症又叫"经济舱症候群",长时间开车或出国搭飞机坐经济舱者,都可能发生这种情况。

【预防方法】>>

(1)多喝水和果汁,少喝酒,不要服用安眠药。

(2)衣服要宽松,避免穿紧的袜子和裤子。

（3）多抬抬脚或者脱掉鞋子，少把脚交错起来坐。

（4）定时运动大腿和小腿的肌肉，每隔1小时起来走动一下。

（5）适当调整坐姿，动动身子。

☆ 旅游性精神病的救护

旅游性精神病主要表现为暂时的精神错乱，多为急性发病，伴有严重的意识障碍，出现恐怖性错觉与幻觉。该病会导致患者丧失辨认与控制能力，危害较大。在旅行过程中，发生精神障碍者并不罕见，尤其是在长途旅行中，以乘长途汽车与火车者居多，其次是乘轮船与飞机。

【引发因素】>>

（1）精神高度紧张。

（2）场所过分拥挤。

（3）心理素质较差。

（4）饮水不足、饥饿、疲劳。

【防治方法】>>

（1）铁路等交通部门应该积极控制列车、汽车严重超员现象，加强调节，统筹安排好旅客的有序流动。

（2）加强旅途安全性，注意车厢或船舱内的卫生和空气流通，尽量减少噪声，保证充足的饮水和食品供应，创造舒适的旅途环境。

（3）列车广播中可以介绍一些旅游心理卫生知识，以稳定旅客的心理波动或烦躁情绪。

（4）列车中应配备急救药品以及器材。在某些容易发生旅行性精神病的列车上，应对乘务员进行短期培训，普及有关精神卫生及精神病防治专业知识。

（5）旅游者本人要有良好的心理素质和乐观的态度，对长途旅游要做好精神上、物质上的充分准备。

（6）对于发病早期尚能合作的病人，可以口服艾司唑仑两片，每隔 4 ~ 6 小时重复给一次药。对病情严重、不能合作的病人，应立即肌内注射氟哌啶醇两支。4 ~ 6 小时重复注射。严重发病者除给予适当保护外，还要注意隔离，避免伤及他人或使其他旅客产生感应现象。

☆ 旅游中低血糖的救护

低血糖是指由多种原因所引起的血糖浓度低于正常的一种临床现象。旅游中不及时进餐，体内的糖分供应不及时或不充足，可导致胰岛素内分泌不足，于是出现低血糖。发生低血糖时，人会感到注意力不集中，心慌，手脚震颤，出冷汗，非常饥饿，疲倦口渴，脸色苍白，出现幻觉，麻木，甚至晕倒在地，不省人事。这种情况通常发生在上午 11 点左右。

【防治方法】>>

（1）无论是乘车办事或游览观光，口袋里要备几粒糖果、巧克力、水果糖比较好，一旦没有吃早餐或早餐吃得太少，在午餐前出现心慌饥饿感，就要马上嚼几粒糖果，10～15分钟后就会恢复正常。

（2）如果是在行走中，身上未携带糖果，可以喝些含糖饮料或吃些其他食品，也能恢复正常。

（3）如果有条件，可以马上冲一杯浓糖水喝，很快就会平静下来。

（4）如果旅伴出现低血糖病突然晕倒在地，应立即让其平躺仰卧休息，松解衣服扣子以及裤腰带，让其服些浓糖水或甜饮料、果汁之类，一般都能缓解过来。

（5）假如采取上述措施均无法使低血糖症状消失，则应考虑是否患有其他疾病，需要立即送到医院诊断治疗。

☆ 旅游中头痛的救护

头痛脑热是最常见的病症之一。引起头痛的原因很多，如普通感冒、流行性感冒、中耳炎、扁桃体炎、脑炎等。在旅行中，环境特殊，对头痛原因更不易区别。所以，在旅行中发生的头痛只能采取对症治疗，如是一般性头痛，完全可以治愈；如是其他疾病引起的头痛，只有去除病因才能彻底解除头痛，这当然是在医院条件下才能办到的。

【治疗方法】>>

对于旅行中发生的一般性头痛，可以用下述非药物治疗，而且治疗简易、效果显著、无任何副作用。

（1）双手慢慢按摩整个头部，会在后颈部和额颊（靠近耳朵的上方）等有触痛或压痛点，这时用一小块风湿膏贴上一个火柴头或一粒人丹或一颗米粒在痛点中央，就能止痛。

（2）推按太阳穴、额颊、鬓角止痛。病人取坐姿，施治者站在病人侧面，用一只手掌支撑着病人的头后部，并将颈椎向前上方推动，同时另一只手用拇指和中指从左右两方分别按压额颊、太阳穴、鬓角。然后令病人向后仰并呼吸三次，再轻轻地复原。整个动作过程反复三遍。通过按压推摩，脑充血和脑压得到调整，头痛便可解除。

（3）将两手手指交叉放在脖子后边，轻轻地张开嘴，用两腕勒紧后颈部和下巴，将头向上方搂着，呼吸3次，然后复原。整套动作重复3遍。之后，两手握拳，用拳头的小指角轻轻敲打头皮，头皮松弛后头痛即痊愈。

☆ 旅游中发热的救护

旅游在外，感冒发热是最普遍的病症。在有药的情况下，几片药即可迅速降下体温。如果再不退热，打点滴必能奏效。但在不具备上述条件的旅游环境中，一旦高热可以做一些简单的处理。

【降温方法】>>

（1）用酒精或白酒掺水擦身，但是不能使用75％和95％的酒精及无水酒精。具体做法是把酒精调成只含20％或40％的淡酒精溶液，如果没有酒精，可以用白酒加水，调成低度酒，用量一般是调好的酒精溶液200毫升。

（2）把酒精盛于大碗内，温度在32～34℃之间，用纱布或毛巾均匀地擦浴并按摩全身，全身擦一遍不要超过20分钟。注意胸前区、颈后和腹部禁止擦浴。擦浴时室温应在20～25℃之间。

（3）如果没有酒精或白酒，可以用温水擦浴。其方法同酒精擦浴法，其水温及身体部位禁忌亦同酒精擦浴法。

☆ 旅游中腹泻的救护

腹泻是旅游中最常见的疾病，通常称之为旅游性腹泻。

【引发因素】>>

（1）水土不服。

（2）由于环境变化引起的精神紧张，导致结肠过敏出现腹泻。

（3）饮食不当或不洁。

（4）由许多传染性的生物体引发腹泻。

【防治方法】>>

（1）把好"病从口入"一关。高度重视饮食卫生，做到不吃不洁和腐败变质的食物，不喝生水，不暴饮暴食，饭前便后洗手。

（2）注意精神放松，消除紧张心理，保持情绪稳定。

（3）许多食品可以帮助肠胃自行恢复正常，如酸奶、乳酸菌、酸葡萄果汁等，外出旅游时不妨带一些。

（4）出现腹泻可以采用口服盐补液。

☆ 旅游中小腿抽筋的救护

旅游时走路较多，难免腿脚疲劳，因此，夜间休息或白天运动中常会出现小腿抽筋。小腿抽筋虽然疼痛难忍，但不用医治也能慢慢自愈。不过，持续疼痛和反复抽筋的时间太长，对人体造成的痛苦太大，应该立刻解除痛苦。

【治疗方法】>>

（1）伸直抽筋的腿，用手紧握前脚掌，忍着剧痛，向外旋转抽筋那条腿的踝关节，剧痛立刻停止。旋转时动作要连贯，一口气转完一周，中间不能停顿。旋转时如果是左腿，按逆时针方向；如果是右腿，按顺时针方向。

（2）按压腓肠肌头神经根。在膝关节内侧两边，有一个地方是腓肠肌头的附着点。小腿抽筋时，用大拇指摸索膝窝两边突起的肌肉主根，然后用强力按压此处。

（3）游泳时抽筋，用手指使劲向身体方向扳脚拇指。